für | to Linus Berthold

George Wagner

Barkow Leibinger
Werkbericht | 1993–2001 | Workreport

Vorwort von | **Foreword by** Mohsen Mostafavi

Birkhäuser – Publishers for Architecture
Basel · Berlin · Boston

Wir danken den folgenden Unternehmen,
die diese Publikation finanziell unterstützt haben.
**We would like to thank the following companies
who kindly sponsored this publication.**

Balance GmbH | Dangel Metall GmbH | Haller Industriebau GmbH
Harms & Partner GbR Bauingenieure | Hörnicke Hock Thieroff
Jürgensen + Baumgartner, Ingenieurbüro Versorgungstechnik GmbH
Rudolf Krauss + Co. KG | Dipl.-Ing. (FH) Hans Lück, Ingenieurbüro für Baustatik
Strähle Raum-Systeme Borkheide GmbH | Weber Bausysteme GmbH | Ed. Züblin AG

Übersetzung ins Deutsche | **Translation into German:** Susanne Schindler, Berlin
Graphische Gestaltung | **Layout and cover design:** buero kleinschmidt, Berlin

Druck | **Printing**: Medialis, Berlin
Lithographie | **Lithography**: Licht und Tiefe, Berlin

A CIP catalogue record for this book is available
from the Library of Congress, Washington D.C., USA

Die Deutsche Bibliothek - CIP Einheitsaufnahme

Barkow Leibinger, Architekten BDA ‹Berlin›
Werk-Bericht 1993-2001 / Barkow Leibinger. George Wagner.
Mit einem Vorwort von Mohsen Mostafavi (Übers. ins Dt.: Susanne Schindler) -
Basel ; Berlin ; Boston: Birkhäuser, 2001
  ISBN 3-7643-6407-6

©2001 Birkhäuser – Publishers for Architecture
P.O.Box 133, CH-4010 Basel, Switzerland
A member of the BertelsmannSpringer Publishing Group
Printed on acid-free paper produced from chlorine-free pulp. TCF ∞
Printed in Germany

ISBN 3-7643-6407-6
9 8 7 6 5 4 3 2 1 http://www.birkhauser.ch

Inhalt | Contents

Contingent Operations

Mohsen Mostafavi

Today there are two dominant modes of architectural production. Architecture exists either as an object commanding its site or it appears to recline, taking its place in a landscape. In this it shares something with the vertical and horizontal frames that traditionally denote portraiture and landscape painting. Yet despite many innovations and the reworking of some older models (such as those pertaining to the creation of new interior landscapes), architecture constructed on open tracts of land remains largely autonomous and self-referential. Unable to articulate, or inscribe, its relationship to the future development of adjacent territory, architecture remains inevitably preoccupied with its own finitude.

Barkow Leibinger deliberately question architecture's habitual tendencies. Their work exploits the temporal tension between construction and site, and, in doing so, rethinks the logistics of finitude. Architecture's relations, both to itself and to its site, are considered not solely from the formal point of view; they are understood through time. This makes one of Barkow Leibinger's favourite analogies – the agricultural field – particularly appropriate to formal readings of their work. Such sites require careful planning and preparation; even though the aim is the final crop, at each stage of the process towards this goal the field achieves temporal finitude – its becoming. In many of Barkow Leibinger's projects this condition is rendered artificial, particularly so in the case of those works constructed outside of an urban environment, where there is a strong requirement to reconcile architecture and landscape. One such example would be the addition to the factory headquarters for Trumpf, a laser and logistics firm, located on the outskirts of Stuttgart.

Yet this example poses other questions: How to add to an existing industrial complex? Is there a difference between architecture and building for industry? This last is a dilemma that also caught the imagination of architects of an earlier generation and the American architect Albert Kahn in particular. Kahn's technically innovative and highly organised office was responsible for many of the iconic factories of the early twentieth century. When it came to defining architecture against industrial buildings, Kahn was in no doubt about the difference: architecture was based on tradition and representation; building for industry was objective and involved material procedures derived from functional necessities. In collaboration with Henry Ford, Kahn developed this method into an articulation of assembly-line processes for the construction of modern factories. Yet, by contrast, to Le Corbusier these factories were the source of an architecture of clarity and rationality, and were ultimately incorporated into the language of modernism. Barkow Leibinger transform this historical dialectic by folding back into industry the lesson of modernism and modernity.

The research for the Trumpf building was, in part, based on the architects' explorations, with a group of students from London's Architectural Association, into the adaptive re-use of Erich Mendelsohn's 1922 hat factory in Luckenwalde, Germany. One aspect of this research focused on the role of the hat factory within a territory larger than its immediate site. The investigation led the designers of the new factory to consider both its architecture and further expansion as part of, and in relation to, a more cohesive understanding of the surrounding landscape. Furthermore, the plight of the factory at Luckenwalde highlighted one of the key issues in relation to modernist buildings (and it is an issue that merits greater attention), namely, the question of their modification. This is becoming increasingly necessary as buildings outlive their original function, but, in this instance, the topic provided Barkow Leibinger with the impetus to consider the formal and architectural possibilities of future additions and transformations to their buildings from the start.

In their design for Trumpf, the architects recall both Le Corbusier's Green Factory projects of the 1940's and the Russian Constructivist linear town–planning proposals of the 1920's. They do this as a means to combine the plan with the plot. The industrial programme of the factory and its ancillary offices are grafted onto the agricultural landscape of the Stuttgart periphery. The project's development along the autobahn specifically recalls Leonidov's master plan for Magnitogorsk of 1930, which also proposed an industrial plant with adjacent agricultural lands. Ultimately, Barkow Leibinger's factory colonises the agricultural fields and, in the process, is itself colonised by the landscape (anticipating infinite growth).

Since the land rises to the west, further expansion of the factory will lead to the alignment of the building's roofs with the ground (the work halls need to be at the same level). As a result, the roofs slip into the agricultural landscape, just as the countryside slips into the roofs (which can also be planted and opened to occupation).

This engagement with the landscape has been extended to a number of other projects, such as the proposed design of the Flower Pavilion and Biosphere for the 2001 garden show in Potsdam. Instead of reinterpreting Paxton's greenhouse typology, they form the ground to create an artificial berm that embraces the functions of a building. This project pays homage to the tradition of site specific art as exemplified by the work of Robert Smithson and Donald Judd amongst others.

It is partly within the same tradition that the technical assembly and overall configuration of the design of other buildings by Barkow Leibinger have been organised. The Day-cares and Youth Centres in Berlin–Pankow mainly utilises industrially produced materials, but brings them together in ways which defy the inherent logic of mass production – sameness. This is the case, for example, in the arrangement of the external cladding panels – an animated façade of coloured panels and operable louvres that both recognises the role of industrially produced building materials and elements, and yet does not attempt to promote an argument about truth to materials. Rather, many off-the-shelf elements are utilised as a means towards an architecture of re-description, one that sees new architectural possibilities for elements that appear to be burdened with prescribed images associated with their normal use. In this way the supposed rationality of industrial production has been made contingent to the world that makes the Day-care Centre a specific place.

Barkow Leibinger's understanding and engagement with an architecture of contingency numbers them amongst what is today a rare group of architects whose projects negotiate the space between investigations into architecture's own formal and disciplinary boundaries, and programmatic situational speculations. Their approach challenges the status quo and its reliance on the powers of the imagination helps construct new and ultimately better futures.

Bedingtes Handeln
Mohsen Mostafavi

Es gibt heute zwei vorherrschende Produktionsweisen in der Architektur. Architektur existiert entweder als Objekt, und bestimmt damit das Umfeld, oder sie nimmt sich zurück und hat ihren Platz eher in der Landschaft. In dieser Hinsicht gleicht sie den vertikalen und horizontalen Rahmen, die traditionell Porträt- oder eben Landschaftsmalerei kennzeichnen. Trotz zahlreicher Innovationen und der Überarbeitung einiger älterer Modelle (etwa in Bezug auf das Erzeugen neuartiger, innerer Landschaften), bleibt Architektur, die auf der grünen Wiese gebaut wird, jedoch grösstenteils autonom und auf sich selbst bezogen. Unfähig, ihr Verhältnis zur weiteren Entwicklung des angrenzenden Territoriums zu artikulieren oder sich als Teil davon zu sehen, ist die Architektur zwangsläufig weiterhin mit ihrer eigenen Endlichkeit beschäftigt.

Barkow Leibinger hinterfragen die üblichen Tendenzen der Architektur. Ihre Arbeit nutzt die zeitliche Spannung zwischen Bauwerk und Ort, und konzipiert damit die Logistik der Endlichkeit neu. Die Verhältnisse der Architektur sowohl zu sich selbst als auch zum Ort werden nicht nur formal gedacht; die Architekten begreifen sie in ihrer zeitlichen Dimension. Deswegen ist eine von Barkow Leibingers bevorzugten Analogien – die landwirtschaftliche Parzelle – besonders geeignet für eine formale Betrachtung ihrer Arbeit. Solche Orte verlangen sorgfältige Planung und Vorbereitung, und wenn auch das Ziel die Ernte ist, erzeugt das Feld in jeder Stufe des Prozesses, der zu diesem Ziel führt, zeitliche Endlichkeit – sein Werden. Viele Projekte von Barkow Leibinger geben diesen Zustand künstlich wieder, besonders die Arbeiten ausserhalb eines städtischen Kontextes, wo die starke Forderung besteht, Architektur und Landschaft in Einklang zu bringen. Ein Beispiel ist die Erweiterung für Trumpf, einer Laser- und Logistikfirma am Stadtrand von Stuttgart.

Dieses Beispiel wirft jedoch andere Fragen auf: Wie erweitert man einen bestehenden Industriekomplex? Gibt es einen Unterschied zwischen Architektur und Bauten für die Industrie? Die zweite Frage ist ein Dilemma, das schon das Interesse einer früheren Architektengeneration und insbesondere des amerikanischen Architekten Albert Kahn fesselte. Viele Fabrikgebäude des frühen zwanzigsten Jahrhunderts, die zu Ikonen wurden, entstanden in Kahns technisch innovativem und hoch organisiertem Büro. Bei der Definition von Architektur im Gegensatz zu Industriebau bestand für Kahn kein Zweifel hinsichtlich der Unterschiede: Architektur basierte auf Tradition und Repräsentation; Industriebau dagegen war objektiv und beinhaltete Materialverfahren, die aus funktionalen Anforderungen abgeleitet wurden. In Zusammenarbeit mit Henry Ford entwickelte Kahn eine Art Fliessbandprozess für die Errichtung moderner Fabrikanlagen. Umgekehrt waren diese Fabriken für Le Corbusier Quelle einer Architektur der Klarheit und des Rationalismus und wurden so zu einem Teil der Architektursprache der Moderne. Barkow Leibinger transformieren diese historische Dialektik, in dem sie die Lehre von Modernismus und Moderne in Bauten für die Industrie zurückholen.

Die Recherche für das Trumpf-Gebäude hängt zusammen mit einem Projekt der Architekten mit Studierenden der Londoner Architectural Association zur Umnutzung von Erich Mendelsohns Hutfabrik in Luckenwalde von 1922. Dabei konzentrierten sie sich unter anderem auf die Wirkung der Hutfabrik und das weitere Umfeld des Werksgeländes. Die Recherchen führten die Architekten dazu, sowohl die Architektur der neuen Fabrik in Stuttgart als auch ihre Erweiterung als Teil und im Verhältnis zu einem übergeordneten Verständnis der umliegenden Landschaft zu begreifen. Das Schicksal der Fabrik in Luckenwalde unterstreicht darüber hinaus eines der Hauptthemen in Bezug auf Bauten der Moderne (und dies ist ein Anliegen, das breitere Beachtung verdient), nämlich die Frage nach deren Veränderbarkeit. Dieses Thema gewinnt zunehmend an Bedeutung, da die Gebäude ihre ursprüngliche Nutzung überdauern. Hier gab es Barkow Leibinger den Anstoss, die formalen und architektonischen Möglichkeiten künftiger Erweiterung und Veränderung ihrer Gebäude von Anfang an mitzudenken.

In ihrem Entwurf für Trumpf beziehen sich die Architekten sowohl auf Le Corbusiers Entwürfe für eine Fabrik im Grünen (usine vert) aus den 1940er Jahren, als auch auf die linearen Stadtplanungsentwürfe der russischen Konstruktivisten aus den 1920er Jahren. Dies dient ihnen als Mittel, den Plan mit der Parzelle zu verbinden. Die industrielle Nutzung der Fabrik und die ihr angeschlossenen Büros werden Teil der landwirtschaftlich genutzten Umgebung Stuttgarts. Die Entwicklung des Projekts entlang der Autobahn erinnert deutlich an Leonidows Masterplan für Magnitogorsk von 1930, der ebenfalls eine Industrieanlage mit angrenzenden Ackerflächen vorsah. Die Fabrik von Barkow Leibinger kolonisiert in Antizipation des unbegrenzten Wachstums die Landschaft und wird dabei von der Landschaft integriert.

Mit dem Anstieg des Geländes nach Westen gleicht sich die Dachlandschaft der vorhandenen Topographie an, wobei die Ergeschossebene der Werkhallen gleich bleibt. Dadurch schieben sich die Dachformationen in die landwirtschaftlichen Flächen – ebenso wie die Landschaft in die Fabrikdächer übergeht, die bepflanzt und anderweitig genutzt werden können.

Die intensive Auseinandersetzung mit der Landschaft setzt sich in einer Reihe anderer Arbeiten fort, zum Beispiel im Entwurf für die Blumenhalle und die Biosphäre für die Bundesgartenschau 2001 in Potsdam. Anstelle einer Neuinterpretation von Paxtons Gewächshaustypologie arbeiten die Architekten mit dem Boden, um einen künstlichen Wall zu formen, der die Funktionen eines Gebäudes fasst. Dieses Projekt steht in der Tradition der site specific art, wie sie etwa im Werk von Robert Smithson und Donald Judd verkörpert wird.

In derselben Tradition haben Barkow Leibinger auch bei anderen Gebäuden Gesamtgestaltung und konstruktiven Aufbau organisiert. Bei der Kindertagesstätte und dem Jugendzentrum in Berlin-Pankow wurden hauptsächlich industriell gefertigte Materialien verwendet. Diese treffen aber auf unterschiedliche Arten zusammen, zum Beispiel in der Anordnung der aussen vorgehängten Paneele, und widersetzen sich so der inhärenten Logik der Massenproduktion – der Gleichheit. Die belebte Fassade aus farbigen Paneelen und verstellbaren Fenstern erkennt die Bedeutung von industriell gefertigten Baumaterialien und –elementen an, versucht aber keineswegs ein Plädoyer für Materialtreue. Ganz im Gegenteil: Standardelemente werden eingesetzt als Mittel einer Architektur der Neu-Beschreibung. Diese sieht neue architektonische Möglichkeiten für Elemente, die überfrachtet scheinen von fertigen, mit der gewohnten Nutzung verbundenen Bilder. Auf diese Art machen die Architekten die vermeintliche Rationalität industrieller Produktion zu einer Bedingtheit der Welt, in der die Kindertagesstätte als spezifischer Ort existiert.

Mit ihrem Verständnis von und in der Beschäftigung mit einer Architektur der Bedingtheit zählen Barkow Leibinger zu der heute raren Gruppe von Architekten, deren Projekte den Raum zwischen Untersuchungen an den formalen und disziplinären Grenzen der Architektur, und programmatischen, situationsbedingten Spekulationen überwinden. Ihr Ansatz fordert den Status Quo heraus, sein Vertrauen auf die Vorstellungskraft hilft neue und letztlich bessere Zukunftswelten zu konstruieren.

Matters of Fact:
The Architecture of Barkow Leibinger

George Wagner

While neither the vast landscapes of Montana nor the exacting factories of Stuttgart hold the keys to comprehending the origins of the work of Barkow Leibinger, it does help knowing that these contrasting environs fostered the two principals of this office. Whether the work is more German or American is ultimately indecipherable and irrelevant, but it does help raise the provocative issues of memory and context, interiority and material resolution. Possessed of an intense and articulate internal logic, the buildings have been lucidly edited to portray their tectonic form with clarity and without sentimentality. These projects allude outward to the surrounding terrain, referencing it abstractly. The idea of site becomes as important as site itself, as place and historical memory fade through each other. The ground is understood in multiple ways, as the medium for direct connection to context and place, and as an idea which can insulate and protect the building from the traumas of the past and perils of a historicist future derived from contextual mimesis.

But it is virtually impossible to regard the work without remembering that in at least certain versions of the history of twentieth century architecture, modernism emerged from the culture – not one of words and ideas, but of built facts – of the factory in Germany. Behrens' AEG, Mendelsohn's Hat Factory and Gropius' Fagus Works described the promise of a new architecture shaped by the raw instrumentality of industrial production and the naked presentation of new technologies of construction. Once shaped by necessity, these phenomena became part of the aesthetic of modernism. They emerge again, in the work of Barkow Leibinger, more artful, elegant, and stylized, and employed with an astute awareness of the studied mediations between refinement and necessity that have marked the trail of modernist architecture.

It seems fair to observe that the work displayed in this monograph, when looked at as a whole, will ultimately be seen as the product of the early and formative years in the architectural practice of Frank Barkow and Regine Leibinger. No criticism this, just an acknowledgement that this young firm, established in 1992, has been steadily developing their practice and the theoretical foundations on which it is based. After nine years the portfolio is impressive, the work both technically and intellectually ambitious, the size and influence of the commissions increasing.

From this vantage point, more is visible than just the work itself – we can see beyond it to a set of issues that have contributed to its particularity: the differing national origins of the two principals, the consequences of their architectural education together under Rafael Moneo at Harvard's Graduate School of Design. Looking further, these sites of indoctrination yield to the field of their practice, the remarkably fecund architectural culture of the European Union at the turn of the millennium, and on to Germany and the historical resonance provided by reconstructed memories of prewar German modernism, and further still to Berlin, and the open wounds of its urban fabric and the claustrophobic discourse of its reconstruction. What might be most visible, when the projects are scrutinized as a body of work, is the way in which these early achievements have provided the office the opportunity to forge and solidify their approach to architectural design.

Of course, whether we should look beyond the work at all is up for challenge. Long after anyone is worrying about whether the work is early or late, about what fantasies plagued architectural conceptualization in the 1990s, about who was from Montana or Stuttgart, the work should still be standing, and speaking in the mute and inert way architecture does.

From a North American perspective it is notable, even luxurious, to be able to engage the work of young architects that is built. On this continent, architectural careers are established, academic appointments made, lectures given, monographs published, and periodicals filled, celebrating the work of desig-

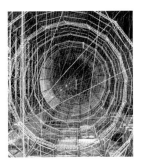
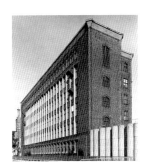

ners who have never built a thing. Amid this indulgence of the unbuilt and the untried, both serial mac-buildings and large-scale corporate projects evade critical engagement. Since the stakes are, in fact, so small, the authors of the market-driven academic discourse are spared the exertion of having to evaluate the actual efficacy of the endless theoretical patter. The production and sustenance of this neo-avant-garde require that discourse and design frequently move outside the narrow parameters of the discipline of architecture and search for an ersatz invigoration from other fields. Having found this external stimulation, it then becomes possible to posit a broader and more energetic cultural engagement for architecture.

The work of Barkow Leibinger comes to us from inside architecture. At its purest and most opaque, as in the factory projects, the work resists analogy or reference altogether and cultivates an intense field of interior, material logic. Its representations are matters of fact and instrumental, those required to construct or conceive. The mediation of materiality and ideation most completely reveals Barkow Leibinger's work as influenced by the spirit of Rafael Moneo's Graduate School of Design. Crucial to the pedagogy Moneo espoused was the conviction that architectural ideas and materials were inextricably intertwined. Put another way, architecture is a physical substance, and the point of conceptualization is to figure out how to treat that material. Such an approach is predicated on the inevitability of architecture as a construction, and argues that conception begin with an understanding of the building's physical dimension. This is a fundamentally different way of thinking architecture than beginning with social dogma, agitated representation, or deliberate preconceptions of site and context.

In spite of this, it matters that the two principals of this office, located in Berlin, are German and American. Frank Barkow has noted that while earlier in the twentieth century architects migrated from Europe to North America to enjoy an environment in which their architectural imaginations could be realized, in the 1990s the opposite trajectory seemed the more optimistic course. Such a statement is predicated on the belief that the realization of architectural ideas is desirable, and is only achieved through construction. The highly refined cultures of construction and craftsmanship help distinguish the European architectural scene from the North American. The competition system in Germany, in which the majority of public projects receive open discussion and review, generates opportunities for young offices. This process also has the effect of realistically grounding architectural solutions in the particulars of place.

The differing national origin of Frank Barkow and Regine Leibinger helps explain some essential characteristics of the office's design work. On one hand the work, especially the industrial projects, fits comfortably within the lineage of German modernism. Dry, realistic and precisely detailed, their factory work is the most elegant recent addition to an ancestry descended from Behne, Mendelsohn, Behrens, and Gropius. If this work seems further informed by the detached, minimal qualities of contemporary Swiss architecture, that is not surprising, especially as the office has started to work with the Swiss structural engineer Jürg Conzett.

There are five factory projects published in the volume, all of which have been commissioned by Trumpf or its subsidiaries. This building type has provided a training ground for the work of Barkow Leibinger. Historically the factory has been, even more than housing, a medium for architects to display the technical possibilities and processes of contemporary building. As a space of production and machinery, the idea of interior finish is different in the factory, predicated on the distinction between the permanent provision of shelter and the possibility of multiple and changing occupations. Unlike other typologies, the factory, cellular and accretive, is never complete, and each expansion allows refinement and reiteration of the original proposal. The factory is a uniquely modern building type, at once both functionless and purely instrumental.

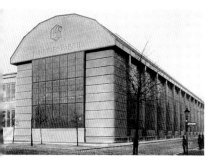 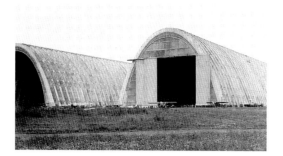

The factory exists as a carefully calibrated tool between architectural stability and programmatic flexibility – the former the site of management and utility infrastructure, the latter of labor. It is by design a sort of universal space and the particulars of its occupation are defined by the evolving needs of the markets. The factory shelters a flow, that begins with raw material and ends with product. Its relation to site is abstract – not predicated on immediate physical location – the way a wharf might be connected to a river, but derived from economic factors like its adjacency to markets, raw materials or labor supplies.

Ironically, these qualities are not so unlike the museum, the prestige commission of architectural practice, the new temple – the very site of a culture's most complete pretensions. The museum abets consumption, display and representation. The museum originated inside the palace, and like the palace, the museum requires a public identity and site. But the two types differ profoundly since the factory exists outside the public realm. Modern zoning has ostracized factories from cities, creating new placeless industrial "parks" – barren landscapes of sealed buildings with minimal exploitation of so much as the mythology of the suburban pastoral. The factory houses humans as well, providing the necessary spaces for nutrition and evacuation. And the building maps both the hierarchy and the organizational system by which a company functions. More than most buildings, as the site of controlled labor and production, the factory's form is governed by strictly structured economic time, and in this way is the opposite of public space. Spontaneity is anathema.

Like the private house, the factory's place in the lore of modern architecture has been generated by publication. The privacy of the siting and use of factories has been superseded by the publicity of their documentation in print. The private nature of the factory, like the residence, makes it an appropriate vehicle for the enlightened client and the production of total design. Indeed a significant origin of the modernist arts in both Europe and North America has been the aestheticization of industrial production. Because the factory has been a flashpoint where technical progress and social theory have been dynamically negotiated, its form has often been seen as a didactic representation of these forces. In conceptualization and interpretation, a vast array of strategies have been invoked to articulate the factory's form: material innovation, social engineering, technological rationalism, structural invention, prefabrication, flexibility, and systems integration. While the factory offered to architectural culture a medium for describing how industrial progress could enlighten and transform architecture, there has been another corollary at work: turning architecture into nothing more than an industrial product. As the site of production, the factory has become, especially in North America, the ultimate building product. The prefabricated factory, epitomized by Butler buildings, has been distilled down to the windowless metal shed, with an administrative pavilion attached. In tandem with the big box store, the prefabricated factory has characterized capitalism's refusal of a wholistic understanding of architecture in favor of a shed, a sign, and a non-site.

The office of Barkow Leibinger has been fortunate to develop its practice around the typology of the factory. More than that, the enlightened patronage of Trumpf has given them a series of commissions of varying scales and sites. And yet, the functional and technical requirements remain sufficiently stringent to have focused the firm's work around the necessary performative criteria of the type. This series of commissions has provided the office sufficient latitude for research of a more general and inventive nature. The result has been a form of architectural research predicated on the manipulation and invention of the inevitable aspects of building. This should not seem so remarkable, simply sane and undeniably germane, but given the frequently arcane and irrelevant formal predilections of today's neo-avant-garde, it cannot go unnoticed.

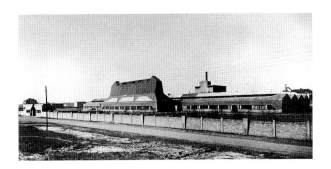 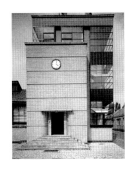 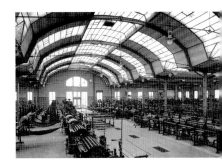

In fact, a critique of modern architecture and its theoretical formation could be mounted around the subject of the inevitable. The argument would center around the form invention takes, in what way it treats those elements which are intractably part of building. If the inevitable aspects of a building are not the site of invention, what happens to them? They become superfluous (and often repressed) and the superfluous (the site of rampant and excessive representation) becomes the visual nexus, and the consciousness of the user is racked as he moves between the disjointed economies of the seemingly essential (but only conceptually necessary) and the functionally inevitable (but conceptually untreated). Visited a Peter Eisenman building lately?

So, yes, the factories of Barkow Leibinger are crammed with as much architecture as the type can stand, and sometimes even the most random moments of the buildings seem like outtakes from the work of Louis Kahn. The work has been criticized for making a profane and instrumental building type seem sacred and metaphysical. But these qualities emerge from necessary and inevitable dimensions of the building. In fact, to criticize the refinement of this architecture functions as a de facto acknowledgement of how low our expectations of architecture have sunk.

Certainly there are moments in this architecture when the attempt to make the quotidian poetic seems forced. The roof at the laser factory in Stuttgart is analogized in its folding undulations to the adjacent rising ground. The folds run the width of the structural bay, and at adjacent bays are staggered to allow light in. But the result, besides the production of a beautiful roof, is that sharp and glaring light is delivered from east and west onto the factory floor below. The continuity of the roof's folding drives the master plan of the project and directs its expansion into the adjacent farmland. Because the ground falls as it approaches the factory, the roofline of subsequent expansions will ultimately become continuous with the earth. The analogy of roof as ground will be made literal, as roof becomes ground. As the Stuttgart factory has expanded, the manufacturing spaces have undergone refinement. In the recent additions to the Laser Factory, the dimensions of the structural bay have been adjusted and enlarged, and utilities are now delivered through service tunnels beneath the floor. This removes utilities from the roof structure while offering greater flexibility in organization of the manufacturing floor.

The factory projects have given Barkow Leibinger the opportunity to adjust the particulars of the type, they have also been a testing ground for material research on those aspects of the building that are variable and discretionary. At the addition to the Haas factory in Schramberg for instance, the bathrooms are enclosed by a remarkably elegant system of exposed steel and translucent glass. These bathrooms seem like delicate lanterns. The exterior of the project is clad with a panel system in which each piece has been set sufficiently askew to challenge the uniformity of the wall. The roof section at the skylights has been articulated to allow the consolidation of natural and artificial light. While certain aspects of the factory projects are determined by the rigorous requirements of the industrial process, the material palette is inventive and unprecedented. Recent work in collaboration with the Swiss engineer Jürg Conzett has extended these investigations by focusing on the structural possibilities of the projects.

Even if industrial work has offered Barkow Leibinger a disciplined research directed towards an already established building type, the office has been developed around two seemingly different versions of the architectural project: the factory and the competition. Design competitions, by their very nature elicit work that is both more schematic and exploratory. Produced under the pressure of submission deadline, projects developed in competition also lack the routine dialogue with a client to guide, and sometimes constrain, the project's genesis – so much easier for the architect to indulge her own interests.

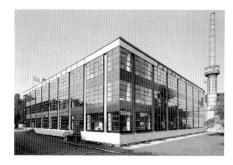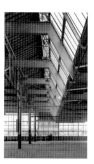

The projects produced in competition by Barkow Leibinger betray a set of influences outside architecture, and scrutiny of this work opens up one's conception of the practice. The discourses of contemporary art resonate throughout the work: the random seriality of Sol Lewitt, the sculptures of Donald Judd, and the devious and lucid interventions of Gordon Matta Clark. The tower of the Old City Baths project in Bremerhaven, both systematic and irregular, seems significantly inspired by the subtle variations of Lewitt's work, the taut boxes of Judd, and the animated sunscreens of Josep Lluís Sert and Le Corbusier. The side street elevations of the Science Center in Wolfsburg employ similar mediations between repetition and variation. The Youth Center on the periphery of Berlin renders repetition a bit more in the spirit of automatism. Its main facade is ventilated by a collection of operating, but blank windows that recall the spirit and the discourse of the readymade.

Alongside a well developed interest in the mediation between system and variation, Barkow Leibinger's work betrays a consistent preoccupation with landscape and the specificity of ground. As a child of the American West, Frank Barkow probably has a difficult time not invoking the idea of ground when thinking of site or context. His hometown of Great Falls, Montana, sits in the flatland just east of the great Rocky Mountains, and his childhood routines took him back and forth between the wooded slopes and arid steppes. In such conditions as these in the American West, the lay of the ground is always changing dramatically, and can never be taken for granted.

The American artists Michael Heizer, Robert Smithson, Mary Miss and James Turrell were inspired by their studies of the natural and built landscape. Their work has offered architects and landscape architects a way of thinking about place that neither indulged the abstractions of art practice and high modernist architecture nor relies upon the mimetic contextualism of the postmodern. Considerations of the ground offer designers ways of thinking about site that are both general and specific. At Maya Lin's Vietnam Veterans Memorial in Washington DC, the ground is cut to make references to the project's broader themes and to construct the space of the memorial. This cut and its black retaining wall manufactures the specificity of the project. At the same tine, the cut ground operates abstractly, as a large mute gesture might, to stimulate reflections and memory.

Barkow Leibinger's Biosphere in Potsdam has been enveloped by the site, contained by the massive berms that represent the history of the site as a German and then Soviet military training ground. The massive roof structure sits upon these earthen mounds, and in so doing guarantees their longevity. A similar strategy determines the form of the Berlin Wall Memorial, where the ground itself, in its abstract and alienated state, becomes the medium of memory. In some ways, this preoccupation with the ground seems slightly perverse – a strategy that identifies the building with the lateral expanse and not the vertical surface. Its effects, however, are to focus one's perception on the unfolding space and not the delimiting wall, the experience and not the image, the continuity and not the thing. While hardly indicating a refusal to represent, it suggests at least a deferral by the architects, away from the easy image, or an a priori sense of appropriateness, towards a more protracted understanding of the building's position in space and in time.

Tat(sächlichkeit):
Die Architektur von Barkow Leibinger
George Wagner

Weder die weiten Landschaften Montanas noch die strengen Fabriken Stuttgarts können die Hintergründe von Barkow Leibingers Werk erklären, aber dennoch ist es hilfreich zu wissen, dass diese so andersartigen Umgebungen die zwei Partner des Büros hervorgebracht haben. Ob nun die Arbeit eher deutsch oder amerikanisch sei ist letztlich aber weder zu entschlüsseln und noch von Bedeutung. Eher hilft es, die provokanten Fragestellungen nach Erinnerung und Kontext, Verinnerlichung und Material aufzuwerfen. Von einer intensiven und deutlichen inneren Logik bestimmt, sind die Gebäude so bearbeitet, dass sich ihre tektonische Form klar und ohne Sentimentalität abbildet. Die Projekte weisen nach aussen auf das sie umgebende Terrain hin, nehmen abstrakt darauf Bezug. Der Begriff des Kontextes (site) wird so wichtig wie der Kontext selbst, indem der Ort und das historische Gedächtnis ineinander überblenden: der Boden wird auf verschiedene Weise begriffen, als Medium der direkten Verbindung zu Kontext und Ort, und als Konzept, das das Gebäude vor den Traumata der Geschichte und den Gefahren einer historisierenden, aus kontextueller Nachahmung abgeleiteten Zukunft isolieren und schützen kann.

Es ist aber quasi unmöglich, die Arbeit zu betrachten, ohne sich zu erinnern, dass zumindest in gewissen Auslegungen der Geschichte der Architektur des zwanzigsten Jahrhunderts die Moderne aus der Kultur der Fabrik in Deutschland hervorging – nicht aus Worten und Ideen, sondern aus gebauten Tatsachen. Behrens' AEG-Bauten, Mendelssohns Hutfabrik und Gropius Fagus-Werke beschrieben die Versprechen einer neuen Architektur, geformt von der rohen Instrumentalität industrieller Produktion und der nackten Präsentation neuer Konstruktionstechnologien. Ursprünglich durch Notwendigkeit geprägt, wurden diese Phänomene zu einem Bestandteil der Ästhetik der Moderne. Im Werk von Barkow Leibinger treten sie erneut hervor – kunstvoller, eleganter und stilisierter – , gekennzeichnet von einem scharfen Bewusstsein der kunstvollen Vermittlung zwischen Verfeinerung und Notwendigkeit, die den Weg der modernen Architektur markiert hat.

Die Bemerkung scheint angemessen, dass die in dieser Monografie gezeigte Arbeit, als Ganzes betrachtet, mit einigen Jahren Abstand als das Produkt der frühen und prägenden Jahre der architektonischen Tätigkeit von Frank Barkow und Regine Leibinger gewertet werden wird. Dies ist keine Kritik, sondern ein Anerkennen, dass dieses junge Büro seit seiner Gründung 1992 seine Praxis und die theoretischen Fundamente stetig weiter entwickelt hat. Nach neun Jahren ist das Portfolio beeindruckend, die Arbeit sowohl technisch als auch intellektuell ehrgeizig, die Aufträge von zunehmender Bedeutung.

Von diesem Blickpunkt wird mehr sichtbar als das blosse Werk – wir erkennen eine Reihe von Umständen, die zu seiner Besonderheit beigetragen haben: die unterschiedliche nationale Herkunft der beiden Partner und die Auswirkungen des gemeinsamen Architekturstudiums unter Rafael Moneo an der Harvard Graduate School of Design. Diese ersten Prägungen sind mittlerweile in ihrer Bedeutung abgelöst von der Baupraxis, der bemerkenswert fruchtbaren architektonischen Kultur des Europas der Gegenwart, von Deutschland und dem geschichtlichen Nachhall, der von den rekonstruierten Erinnerungen der deutschen Vorkriegsmoderne ausgeht, und von Berlin und den offenen Wunden seines städtischen Gewebes und dem klaustrophobischen Diskurs ob seiner Rekonstruktion.

Natürlich ist fraglich, ob wir überhaupt über das Werk hinaus blicken sollten. Lange nachdem es irgend jemanden kümmern wird, ob es sich um Früh- oder Spätwerk handelt, welche Phantasmen wohl die Entwurfsarbeit der 1990er Jahre heimsuchten, oder wer nun aus Montana und wer aus Stuttgart stammte, werden die Bauten noch stehen und zu uns sprechen, auf die stumme und träge Art wie Architektur es tut.

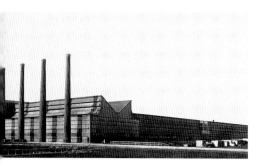
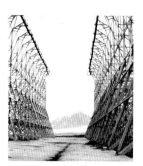

Aus der nordamerikanischen Perspektive scheint es bemerkenswert oder sogar ein Luxus, sich mit dem gebauten Werk junger Architekten zu beschäftigen. Auf diesem Kontinent werden architektonische Laufbahnen etabliert, akademische Berufungen getätigt, Vorträge gehalten, Monografien veröffentlicht, Zeitschriften gefüllt, und das Werk von Gestaltern gefeiert, die rein gar nichts gebaut haben. Inmitten dieser Hingabe an das Ungebaute und Unversuchte entgehen sowohl die seriellen McGebäude als auch die grossmassstäblichen Konzernprojekte einer kritischen Auseinandersetzung. Da der Einsatz in der Tat so gering ist, werden die Autoren des marktgetriebenen akademischen Diskurses vor der Anstrengung bewahrt, das Funktionieren ihres endlosen theoretischen Geplappers in der Praxis unter Beweis zu stellen. Die Produktion und der Unterhalt dieser Neo-Avantgarde verlangt, dass sich Diskurs und Gestaltung oft über die engen Parameter der architektonischen Disziplin hinaus bewegen und nach einer Ersatzbelebung in anderen Disziplinen suchen. Die äussere Stimulation ermöglicht es, ein breiteres und energischeres kulturelles Engagement für die Architektur zu postulieren.

Das Werk von Barkow Leibinger erreicht uns aus dem Inneren der Architektur. In seiner reinsten und opaksten Form, wie bei den Fabrikbauten, widersteht die Arbeit jeglicher Analogie und jedem Verweis und kultiviert eine intensive Sphäre aus innerer, materieller Logik. Ihre Repräsentationen sind selbstverständlich und instrumental, es sind nur diejenigen, die notwendig sind, um zu konstruieren oder wahrzunehmen.

Die Vermittlung zwischen Materialität und Ideenbildung in Barkow Leibingers Arbeit zeigt am deutlichsten den Einfluss von Rafael Moneos Graduate School of Design. Entscheidend für Moneos Lehre war die Überzeugung, dass architektonische Ideen und Materialien untrennbar miteinander verwoben sind. Anders gesagt: Architektur ist eine physische Substanz, und Konzeptfindung besteht darin, herauszufinden, wie man mit dem Material umgeht. Eine solche Auffassung geht von der Unvermeidbarkeit von Architektur als Konstruktion aus und argumentiert, dass die Konzeption auf dem Verständnis der physischen Dimension des Gebäudes basieren muss. Dies ist eine grundlegend andere Art Architektur zu denken, als von sozialem Dogma, bewegter Repräsentation oder bewusst vorgefassten Meinungen zu Ort und Kontext auszugehen.

Dennoch ist es von Bedeutung, dass die beiden Partner dieses Berliner Büros deutsch und amerikanisch sind. Frank Barkow bemerkte, dass früher im zwanzigsten Jahrhundert Architekten von Europa nach Nordamerika wanderten, um in den Genuss eines Umfelds zu kommen, in dem ihre architektonische Visionen umgesetzt werden konnten. In den 1990er Jahren dagegen schien die umgekehrte Richtung der vielversprechendere Weg zu sein. Ein solcher Kommentar verrät den Glauben, dass die Umsetzung architektonischer Ideen wünschenswert ist und nur durch den Bau erzielt werden kann. Die hoch entwickelte Handwerks- und Baukultur trägt dazu bei, die europäische Architekturszene von der nordamerikanischen zu unterscheiden. Das deutsche Wettbewerbssystem, in dem die Mehrzahl der öffentlichen Bauvorhaben offen diskutiert und bewertet werden, schafft Gelegenheiten für junge Büros. Dieses Verfahren bewirkt ausserdem, dass architektonische Lösungen realistisch in die Gegebenheiten eines Ortes verankert werden.

Die unterschiedliche Herkunft von Frank Barkow und Regine Leibinger erklärt einige wesentliche Eigenschaften der Entwurfsarbeit ihres Büros. Einerseits passt die Arbeit, besonders die Industriebauten, problemlos in die Entwicklung der deutschen Moderne. Trocken, realistisch und präzise detailliert, sind ihre Fabrikentwürfe der eleganteste neuere Zuwachs zu einer Tradition, die von Behne, Mendelsohn, Behrens und Gropius herrührt. In diesem Band werden fünf Fabrikprojekte vorgestellt, die alle von Trumpf oder einem seiner Tochterunternehmen in Auftrag gegeben wurden. Dieser Bautyp hat Barkow Leibinger

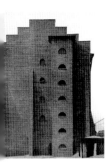 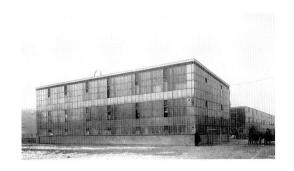 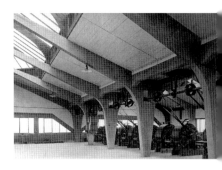

ein Übungsfeld beschert. Historisch war die Fabrik, mehr noch als der Wohnungsbau, ein Medium für Architekten, die technischen Möglichkeiten zeitgenössischen Bauens zu demonstrieren. Im Gegensatz zu anderen Typologien ist die Fabrik, zellenartig und wachsend, nie fertig, und jede Erweiterung erlaubt die Verfeinerung des ursprünglichen Vorhabens. Die Fabrik ist ein spezifischer Bautyp der Moderne, zugleich funktionslos und rein instrumental. Die Fabrik ist ein sorgfältig kalibriertes Instrument zwischen architektonischer Stabilität und programmatischer Flexibilität – ersteres als Ort der Geschäftsführung und der technischen Infrastruktur, letzteres als Ort der Arbeit. Die Fabrik ist von Natur aus eine Art Universalraum und die Besonderheiten ihrer Nutzung werden durch die sich wandelnden Anforderungen der Märkte bestimmt. Die Fabrik nimmt einen Strom auf, der beim Rohstoff beginnt und beim Produkt endet. Ihr Verhältnis zum Ort ist abstrakt, nicht durch einen unmittelbaren physischen Standort bedingt, so wie eine Kaianlage an einen Fluss angebunden sein mag, sondern bestimmt durch wirtschaftliche Faktoren, wie die Nähe zu Märkten, Rohstoffen oder Arbeitskräften.

Ironischerweise unterscheiden sich diese Eigenschaften unwesentlich von denen des Museums, dem Prestigeauftrag der Architektur, dem neuen Tempel, dem eigentlichen Ort des vollendeten kulturellen Anspruchs. Das Museum begünstigt Konsum, Darstellung und Repräsentation. Der Ursprung des Museums liegt im Inneren des Palasts, und so wie der Palast, bedarf das Museum öffentlicher Identität und Ort. Doch die zwei Typen unterscheiden sich tiefgründig, weil die Fabrik ausserhalb der öffentlichen Domäne existiert. Die moderne Stadtplanung hat Fabriken aus den Städten verbannt, was zu neuen ortlosen Gewerbe-„Parks" geführt hat – öde Landschaften aus abgeschotteten Gebäuden mit minimaler Ausnutzung auch nur eines Hauchs des Mythos der vorstädtischen Pastorale. Die Fabrik beherbergt aber auch Menschen, und muss deshalb Pausenräume, Fluchtwege und ähnliches vorsehen. Das Gebäude kartiert Hierarchie und Organisationssystem einer Firma. Als Ort kontrollierter Arbeit und Produktion, wird die Form der Fabrik stärker als die der meisten Gebäude von genau regulierter ökonomischer Zeit bestimmt und ist in dieser Hinsicht das Gegenteil von öffentlichem Raum. Spontanität ist ihr ein Greuel.

Wie beim Eigenheim wurde auch der Status der Fabrik in der Lehre der modernen Architektur durch ihre Veröffentlichung erzeugt. Die Privatheit des Standorts und der Nutzung von Fabriken ist von der Öffentlichkeit der gedruckten Dokumentation überholt worden. Die Privatheit der Fabrik, wie auch des Wohnhauses, macht sie zu einem angemessenen Vehikel des aufgeklärten Bauherrn und der Produktion eines Gesamtentwurfs. Tatsächlich stellte die Ästhetisierung industrieller Produktion sowohl in Europa als auch in Nordamerika eine wichtige Quelle moderner Kunst dar. Weil die Fabrik auch ein Brennpunkt ist, wo technischer Fortschritt und soziale Theorie dynamisch ausgehandelt werden, wurde ihre Form oft als die didaktische Repräsentation dieser Kräfte gedeutet. Bei der Konzeptualisierung und Interpretation wird ein enormes Spektrum an Strategien beschworen, um die Form der Fabrik zu bestimmen: Innovation des Materials, Steuerung der Gesellschaft, technologische Rationalität, konstruktive Erfindung, Vorfertigung, Flexibilität, Systemintegration.

Die Fabrik bot der Baukultur ein Medium, um zu beschreiben, wie industrieller Fortschritt die Architektur aufklären und transformieren könnte. Dies hatte aber eine weitere Auswirkung: die Verwandlung von Architektur zu nichts weiter als einem Industrieprodukt. Besonders in Nordamerika ist die Fabrik als Produktionsort zum ultimativen Industrieprodukt geworden. Die Fertigfabrik ist zum fensterlosen Metallschuppen mit angefügtem Verwaltungspavillon destilliert worden. Zusammen mit dem Supermarkt im Container charakterisiert die Fertigfabrik die Verweigerung des Kapitalismus eines ganzheitlichen Verständnisses von Architektur zu Gunsten eines Schuppens, eines Zeichens und eines Nicht-Ortes.

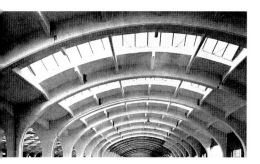
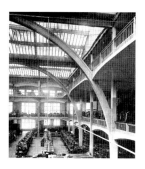
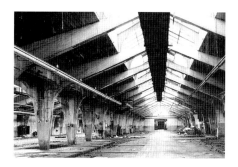

Das Büro von Barkow Leibinger hatte das Glück, seine Praxis um die Typologie der Fabrik entwickeln zu können. Darüber hinaus hat ihnen die aufgeklärte Bauherrenschaft von Trumpf eine Reihe von Aufträgen in unterschiedlichem Massstab und an unterschiedlichen Standorten erteilt. Dennoch bleiben die funktionalen und technischen Anforderungen stringent genug, um die Arbeit des Büros auf die notwendigen Kriterien des Bautyps zu fokussieren. Diese Reihe an Aufträgen hat dem Büro genügend Freiraum für Recherche einer allgemeineren und erfinderischen Art geboten. Das Resultat war eine Art Architekturerforschung, die auf der Manipulation und dem Entwerfen der unvermeidlichen Aspekte des Bauens beruht. Dies sollte eigentlich nicht besonders bemerkenswert, nur vernünftig und unbestreitbar angemessen scheinen. Angesichts der oft geheimnisvollen und belanglosen formalen Vorlieben der heutigen Neo-Avantgarde fällt es jedoch auf und soll nicht unerwähnt bleiben.

Tatsächlich könnte man eine Kritik moderner Architektur und ihrer theoretischen Grundlagen um das Thema des Unvermeidlichen formulieren. Die These würde sich um die Frage drehen, welche Form das Entwerfen, die Entwicklung des Neuen annimmt, auf welche Art es mit denjenigen Elementen, die unvermeidlich Teil des Bauens sind, umgeht. Wenn die unvermeidlichen Aspekte eines Gebäudes nicht Stoff des Entwerfens sind, was passiert mit ihnen? Sie werden überflüssig (und oft verdrängt) und das Überflüssige (der Ort überhandnehmender und exzessiver Repräsentation) wird zum Blickfang. Das Bewusstsein des Nutzers geht zugrunde während er sich zwischen den unzusammenhängenden Ökonomien des vermeintlich Wesentlichen (aber nur konzeptionell notwendigen) und dem funktional Unvermeidlichen (aber konzeptionell Unbehandelten) bewegt. Neuerdings einen Peter Eisenman Bau besucht?

Ja, die Fabriken von Barkow Leibinger sind in der Tat mit so viel Architektur vollgepackt, wie es der Bautyp aushält, und manchmal scheinen sogar die zufälligsten Momente der Gebäude wie Zitate von Louis Kahn. Die Arbeit ist kritisiert worden, weil sie einen profanen und instrumentalen Bautyp heilig und metaphysisch erscheinen lässt. Diese Eigenschaften entstehen jedoch aus den notwendigen und unvermeidlichen Dimensionen der Gebäude. Die Verfeinerung dieser Architektur zu kritisieren ist daher eher eine de facto Anerkennung dessen, wie tief unsere Erwartungen an die Architektur gesunken sind.

Sicherlich gibt es Momente in dieser Architektur, wo der Versuch, das Alltägliche poetisch wirken zu lassen, gezwungen scheinen. Das Dach der Laserfabrik in Stuttgart wird mit gefalteten Wellen des angrenzenden ansteigenden Terrains analogisiert. Die Faltungen überspannen je ein konstruktives Feld und werden in angrenzenden Feldern versetzt, um Licht ins Innere zu holen. Die Folge aber ist – neben dem Erzeugen eines wunderschönen Dachs – , dass sowohl von Osten wie von Westen helles und scharfes Licht in den darunterliegenden Fabrikraum einfallen kann. Die Kontinuität der Dachfaltung treibt den Masterplan und steuert die Erweiterung des Projekts in die angrenzenden landwirtschaftlich genutzten Felder hinein. Weil das Terrain zur Fabrik hin abfällt, wird die Dachlinie der zukünftigen Erweiterungen letztlich auf die Bodenebene treffen. Die Analogie von Dach als Boden wird buchstäblich umgesetzt werden, indem das Dach zum Boden wird. Im Zuge der Erweiterung der Fabrik in Stuttgart wurden die Produktionsräume verfeinert. In den jüngsten Anbauten an die Laserfabrik wurden die Dimensionen den konstruktiven Felder angepasst und vergrössert, und die Versorgungsleitungen werden nun durch Haustechnikschäfte im Boden geführt. Das entfernt die Versorgung aus der Dachstruktur und ermöglicht dabei eine grössere Flexibilität in der Organisation der Produktionsflächen.

Die Fabrikprojekte haben Barkow Leibinger die Gelegenheit geboten, den Besonderheiten des Typs nachzuspüren. Sie boten ausserdem ein Versuchsfeld für die Materialerforschung bei denjenigen Aspekten des Gebäudes, die variabel und dem eigenen Ermessen überlassen sind. Im Anbau an die Haas-Fabrik

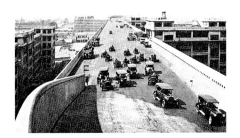 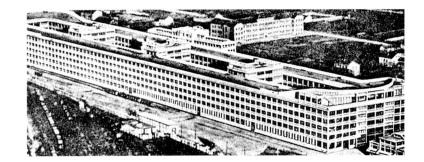

in Schramberg etwa ist das Äussere des Gebäudes mit einem Tafelsystem verkleidet, bei dem jedes Teil so gedreht wurde, dass die Einförmigkeit der Wand gebrochen wird. Der Dachquerschnitt an den Oberlichtern wurde ausformuliert, um das Zusammenspiel von Tages- und Kunstlicht zu ermöglichen. Während gewisse Aspekte der Fabrikbauten von den rigorosen Anforderungen industrieller Verfahren bestimmt wurden, bleibt die Materialpalette beispiellos.

Neben den Fabrikentwürfen waren auch Wettbewerbe für die Entwicklung des Büros von Bedeutung. Architekturwettbewerbe entlocken durch ihren Charakter Arbeit, die zugleich schematischer und versuchsfreudiger ist. Unter dem Druck des Abgabetermins entstanden, fehlt Wettbewerbsentwürfen auch der regelmässige Dialog mit dem Auftraggeber, der die Entstehung des Projekts leitet und manchmal auch einschränkt. Es wird einfacher sich eigenen Interessen hinzugeben. Die Wettbewerbsprojekte von Barkow Leibinger verraten Einflüsse von ausserhalb der Architektur. Die Diskurse der Gegenwartskunst hallen hier wider: die zufällige Serialität von Sol Lewitt, die Skulpturen von Donald Judd und die scharfsinnigen Interventionen von Gordon Matta Clark. Der Turm des Projekts für das Alte Stadtbad in Bremerhaven, zugleich systematisch und unregelmässig, scheint wesentlich von den subtilen Variationen in Lewitts Arbeit, den straffen Kisten von Judd und dem animierten Sonnenschutz von Josep Lluís Sert und Le Corbusier inspiriert. Die Fassaden an den Seitenstrassen des Science Center in Wolfsburg benutzen ähnliche Vermittlungen zwischen Wiederholung und Variation. Das Jugendzentrum an der Berliner Peripherie verdeutlicht die Wiederholung eher im Geiste der Automatisierung. Seine Hauptfassade wird durch bewegliche, aber leere Fenster, die an den Geist und den Diskurs des Readymade erinnern, belüftet.

Neben dem ausgeprägten Interesse an der Vermittlung zwischen System und Variation weist Barkow Leibingers Arbeit eine beharrliche Beschäftigung mit Landschaft und der Besonderheit des Bodens vor. Als Kind des amerikanischen Westens ist es für Frank Barkow wahrscheinlich schwierig, den Boden nicht zu beschwören, wenn er über Ort oder Kontext nachdenkt. Sein Heimatort, Great Falls, Montana, liegt im Flachland unmittelbar im Osten der gewaltigen Rocky Mountains. Seine Kindheitsgepflogenheiten führten hin und her zwischen bewaldeten Hängen und trockenen Steppen. Im amerikanischen Westen verändert sich die Situation des Boden laufend dramatisch und kann nie als gegeben betrachtet werden.

Die amerikanischen Künstler Michael Heizer, Robert Smithson, Mary Miss und James Turrèll wurden von ihren Studien der natürlichen und der gebauten Landschaft inspiriert. Ihre Arbeit bietet Architekten und Landschaftarchitekten eine Möglichkeit des Nachdenkens über den Ort, die sich weder den Abstraktionen der Kunstpraxis und der modernen Architektur hingibt, noch sich auf den nachahmenden Kontextualismus des Postmodernen verlässt. Bei Maya Lins Vietnam Veterans Memorial in Washington, D.C. wurde der Boden eingeschnitten, um den eigentlichen Raum des Denkmals zu schaffen. Dieser Einschnitt und seine schwarzen Stützmauern erzeugen die Besonderheit des Projekts. Gleichzeitig funktioniert der Einschnitt in den Boden auch abstrakt, wie eine grosse, stumme Geste, um Besinnung und Erinnerung anzuregen.

Barkow Leibingers Biosphäre in Potsdam ist vom Ort umschlungen, gehalten von den massiven Erdwällen, welche die Geschichte des Ortes als deutscher und dann sowjetischer Militärübungsplatz verkörpern. Eine ähnliche Strategie bestimmt die Form der Gedenkstätte Berliner Mauer, wo der Boden selbst, in seinem abstrakten und entfremdeten Zustand, das Medium der Erinnerung wird. Auf gewisse Weise scheint diese Beschäftigung mit dem Boden – eine Strategie, die das Gebäude mit der seitlichen Ausdehnung und nicht mit der vertikalen Oberfläche identifiziert – befremdlich. Der Effekt aber ist, die Wahrnehmung auf den sich entfaltenden Raum und nicht auf die begrenzende Mauer zu fokussieren, auf das Erlebnis und nicht auf das Bild, auf die Kontinuität und nicht auf den Gegenstand.

Beyond Ground Zero
A Conversation with Frank Barkow and Regine Leibinger

Jan Otakar Fischer

Your Berlin work thus far has been built on the periphery of the city, far from the administrative and commercial mega-projects that are coming to occupy the center. Clearly you have been eager to explore the limits of the urban fringe. What do you find out there on the flat and undistinguished Brandenburg plain?

Barkow: George Wagner rightly said, "You don't choose your projects," and the edge was where we started, de facto. The periphery was interesting when we got to Berlin and still is because there is an uncertainty about what it should be, as opposed to a kind of firm conviction about what the center should be. We found a freedom there to explore and start to work. We were interested in the dialogue between center and edge, between void and absence. We were intrigued and relieved by the idea of the periphery being important not in a symbolic way, but in a physical and material way. We weren't dealing with issues of figure-ground or urban density or typology – it became more about looking at infrastructures or histories of use or disuse, or how these things could have an equal chance of generating a project.

The question of memory is, of course, inescapable in Berlin. You might say that by building on the periphery, where you can concern yourself solely with topography, you enjoy the luxury of not having to confront history and make ideological choices. When does memory intervene, and what is one's responsibility towards memory, especially in a place where so many regimes have tried explicitly to destroy or alter remembrance?

Leibinger: But memory is always there. I would never say that we are working in a vacuum (luftleeren Raum). We are always reacting to something. True, on the edge the rules are perhaps more determined by us, than by the building codes. That is a challenge, but the advantage is that we can react differently to each new situation, and the result is an architectural language which varies with the context.
Barkow: There is no tabula rasa. On the periphery there are always traces, be they of geological history, in the form of glacial remnants or erosion, or of more recent political history, in the form of the Trümmerberge (buried mountains of bombed-out rubble), military encampments or strip mining. With the Potsdam Biosphere project we've given those things a lot of value, and it shows at a formal level, perhaps not immediately. Certainly there is going to be memory, certainly that is going to be a known condition. There is a decisive aspect of discovery, of identification, of making history evident. You never have to scratch too deep below the surface.

You also have a strong interest in American Land Art and Minimalism. How can that find expression in a European context, which is by now devoid of wilderness and domesticated, particularly in Germany, one of Europe's most densely populated countries?

Barkow: Well, not at the heroic scale, of course, not in connection with works like Michael Heizer's "Double Negative" in Nevada or James Turrell's Roden Crater. Our work is more in sympathy with Robert Smithson's, who was interested early on in areas like Germany's Ruhr Valley, where nature and technology are always in flux. The ideas of damage and entropy that were dominant in Smithson's Hotel Palenque project, the tongue-in-cheek hotel that he founded in the Yucatan, fascinate us because it was a building that was constantly in a state of being built and becoming a ruin at the same time. Very similar to some of the first projects we began working on in the periphery – industrial sites that were somehow being recovered and falling apart at the same time. At the level of detail or space making even, there is some close sympathy, and some of those formal operations, of cutting, or excavation, or treating earth or thinking about the physical material is an important part of our work. But there is no mistaking Brandenburg for Nevada. The Biosphere may be reaching a scale similar to those big land projects which were only fully legible from 20,000 feet, but fundamentally we share Smithson's view that it is the immediate experience of the work that matters, not some kind of distant Gestalt reading. And we do acknowledge Richard Serra, who suggested that sculptural elements should be less objects dropped onto the site and more "barometers" for reading the landscape — instruments, so to speak.[1] That kind of sensitivity is what we are looking for.

Leibinger: To the extent that our peripheral buildings find accommodation with the landscape, a good representation may also be found in some of Paul Klee's drawings: the idea of weaving the ground plane together with the architecture, so that rather than dominating the landscape, in the classical way, the architecture can become an emergent condition in it, something that resembles landscape itself. This proved a particularly useful strategy for our Stuttgart factory buildings, where an organizational field structure became appealing as a way of beginning to organize something on the scale of a building that was ultimately adjustable and expandable.

The Biosphere is your most recent built project, a building about topography and cultivation, a shed as botanical lens and incubator. Is this building the one closest to your landscape interests?

Leibinger: The Biosphere was the most fortunate project we could have gotten, for two reasons: because of its program and because of its industrial language, which was very familiar to us. To find a site like the one outside of Potsdam and to be able to react as we did is like to be handed something on a plate, it is made to fit. Although our interests and orientations differ, we can both completely identify with the Biosphere solution because it is so comprehensible, it's not an artificial thing. For me it always has to be comprehensible and it has to be appropriate – those are key terms for my architectural approach. And the Biosphere is both. It makes so much sense there. Teasing out what's hidden in a problem is more an issue of approach than technique.

Barkow: We're fundamentalists in the sense of just wanting to rediscover a kind of space making. Something that hasn't been talked about in Berlin for probably a good forty years. Which is linked to Donald Judd's concern, I suppose, that architects don't even know what space is anymore. The word doesn't enter into discussions.[2]

In Berlin the idea of surface gets more attention than that of space, since it is on the surface of most buildings that history has been most clearly recorded, and for ten years now that history has been disappearing. How does this influence your own approach to material and cladding?

Barkow: When we first came to Berlin and looked around, it was history that we saw registered on surfaces – all those pockmarked walls and shredded buildings. And then we started to understand how surface was used, how it was calculated by the builders of the new Berlin. Certain less desirable building types like the Plattenbau (pre-fabricated housing of the GDR era) were "re-encoded" very quickly and very economically through facade making, both to make them viable buildings again but also to give them a more acceptable iconographic reading. A similar trend could be seen in the temporary simulation

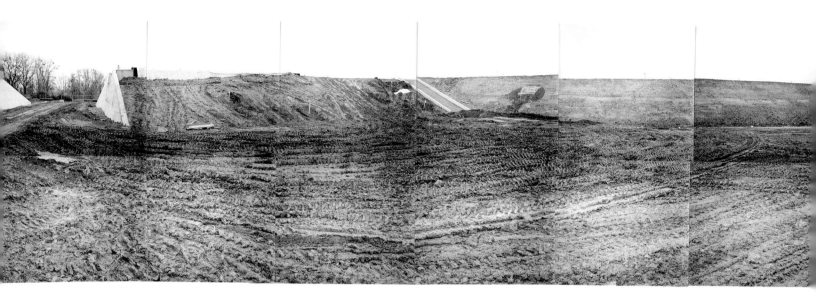

of the demolished Stadtschloss (Imperial Palace) or even the wrapping of the Reichstag: strategic and cost-effective ways of re-figuring the city. We are interested in moving beyond surface, beyond the image making. The whole discussion of facade making in Berlin as an important architectural way of reclaiming or remaking the city became tedious and unpersuasive a while ago. We are interested in surface as material, as a repetitive, serial, expandable, additive or plastic element whose manipulation can actually suggest new kinds of form making, not simply stagecraft.

Is the handling of material and detail different when designing for industry?

Barkow: For us the elaboration of detail and material exerts an influence even at the level of the master plan. The machining, the working of material for our factory buildings had direct implications for an architecture that needed be repetitive, serial and additive, completely opposed to the figural, classical building. We were looking to make something contingent, that was ultimately unpredictable, that could absorb the flux of various services and infrastructure. And the working of the material actually stimulated the form making. The undulating surface of the Stuttgart factory roof, for example, could be an evocation of the way sheet metal expands when cut. We weren't looking to material to suggest form a priori, in its raw state, but rather form would be coaxed out through the physical manipulation of the material. The way we work intensively with models in the office is a critical part of this evolutionary process.

You have been heavily involved in the construction of state-of-the-art production facilities for industry, in an age when the human being seems more and more removed from the process of manufacture. Has this experience changed your views on people's relation to technology, and the ability of modernism to solve problems in the information age?

Barkow: Traditional manufacturing isn't quite "dead-tech," but these days the managers themselves call it a dinosaur industry, in the face of the dot coms and the Internet. In America the sanctity of the workplace and the employee has pretty much disappeared. The work environment has been reduced to lightless, airless tilt-up boxes whose anonymity is standardized. Yet the hierarchical workplace is something

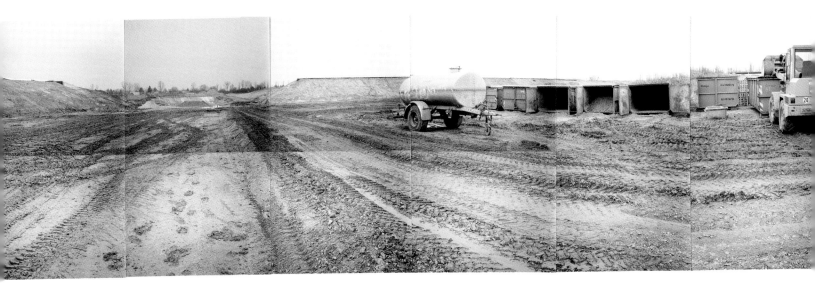

that the Germans are still quite proud of and have been able to maintain, in large part because of the competence and values of the German Mittelstand (family-owned and -led enterprises). You need only look at the car and machine tool industries, which are still some of the greatest German assets. But old ideas linked to Fordism and lineal, belt-line mass production have also begun to disappear here too. The traditional plant in Stuttgart with its row of corporate office towers has slowly disappeared, to be replaced by networks of non-hierarchical workplaces where work is done in teams. Flexibility, expandability, modification – these become the signal traits.

Leibinger: It is important to remember, of course, that we have attempted to recover essential aspects of good industrial design. In other words, that if you have daylight, good ventilation, clean, efficient spaces, and so on, that everyone within the organization will benefit, as will the product. The difficulty is that quality costs money. Rival firms are reluctant to pay for this kind of architecture. And in the end it might be naive, because in our laser factory we've noticed the workers are often ambivalent. Some go so far as to say, "Why should so much money be spent on the buildings if that could go in our salaries?"

Then in an architecture devoted to process do you have to surrender permanence and durability?

Leibinger: Our buildings are like jewels to us, naturally. We have the opinion that people who work in them or live in them should think the same way. And that's been hard about the Youth Center, for example – it's been worn in heavily, to some extent because it's not been appreciated by its users. Sometimes it's only because of the client that other buildings we've done have been kept up, and often beautifully. But as far as industrial buildings are concerned, it is no longer the era of Peter Behrens or Walter Gropius, architects who had much more control.

Barkow: I think it goes back to a Robert Smithson analogy. That's what entropy is to me – the ultimate unpredictability about how buildings are used and occupied, and their consequent degradation.

Leibinger: But you don't accept it!

Barkow: I don't like it, but it's part of that they are buildings, they aren't pieces of sculpture, they aren't museums …

Leibinger: You are a total control freak!

Barkow: I'm a failed control freak. That's an aspect of architecture that in the future I would like to accept and investigate. Buildings are used in unpredictable ways. I think Smithson's Hotel Palenque is a perfect example of the whole entropic process. And I think architects are naive; they always like to do little museums, because those are always maintained best, when in fact, the way people live with buildings is totally different from what the designer imagined or is willing to accommodate. As in factories … But returning to this basic and very current question about technology — fifty years ago it was something highly representational. Buildings could be machines, they could look like machines, they could use those kinds of materials, they could be industrialized. Today technology is representation-less. It's a black box with some circuit chips in it. So, you're forced to reevaluate. Yet the suggestion that technology has become a virtual space does not mean that architecture itself must be virtual. As long as we are going around in bodies I think we must go back to questions that are probably more archaic or essential, that are about space, about material, about proportion, about scale — these kind of enduring things.

A distinctive aspect of your collaboration is its internationalism: a blend of American and European sensibilities, of Montana and Stuttgart, operating on both sides of the Atlantic. In this increasingly globalized environment, are such international practices now as integrated and viable as indigenous ones? Where do you find common ground?

Barkow: I think our split background is a huge asset. It frees us up from local biases, which we find sometimes fairly interesting, sometimes fairly tedious. It allows us a detachment from what has become fairly closed ranks here in Berlin. As for our own collaboration, you might say it has been one of a dialectic of excess, on my part, and restraint, on Regine's part. She acts as a kind of editor in the good sense of shaping the work in a very physical way, of restricting or guiding work that would develop very differently if one of our sensibilities were going without the other. But points of commonality are also important, like our shared Harvard GSD education. There was an atmosphere there that encouraged potential without sacrificing authenticity. We still feel the influence of people like Rafael Moneo and Robin Evans.
Leibinger: I think it would have been harder getting started in Stuttgart, or Miami, or New York. This is a special place. Everybody is looking at Berlin.
Barkow: So far there have been three poles to our work: there has been the industrial work with the regular client, then the competitions which have paid off here and there, and finally the academic engagement. Those have been the cornerstones of the practice for the last eight years.

The notion of a tabula rasa has particular resonance in Berlin, where many new beginnings have been proposed or provoked. The post-war reconstruction plans of Le Corbusier, Hilberseimer and Scharoun were famously insensitive to history (at a time desperate for fresh starts), and today the optimism of heroic modernism seems politely but firmly sidelined in Berlin. Now that, as Alan Colquhoun pointed out ago[3], the modernist and monumental models of the city have both been rejected in favor of a revisionist one, is there still room for experimentation?

Barkow: Berlin was always a hotbed of new ideas; it was always a place supportive of an avant-garde. For a while now we have witnessed a destructive reading of modernism. But I assume that its lessons will not be lost, these things tend to cycle. When we came here eight years ago our expectation was that there would be a chance for a kind of neo-avant-garde. Nobody forgets how the uncertain political climate of the Weimar period allowed a flourish of energy and creativity. In Germany there were these cataclysms which allowed things to happen. Voids opened up into which one could slip and try something. And now after a few years, there is a sense in which we are marked off as "avant-garde" architects, therefore okay in the periphery but perhaps a bit troubling or dangerous for the center. But these distinctions are no longer relevant to the discussion about contemporary Berlin, or any other city, for that matter.

Then has your attitude towards Berlin changed substantially in ten years?

Leibinger: As someone who had lived and studied in Berlin as I had, it was an amazing feeling when the Wall came down. As a German you were supposed to believe in the fact that it would happen at some point, but nobody ever expected it. I wanted to come back, but I was also hesitant because returns are always hard. But I knew it would be a completely different situation. I didn't want to come back immediately at the beginning of the 90s, but then all these huge competitions started, like the Spreebogen, and you felt so much energy coming out of the city that you had to get there and be a part of it. And we really didn't know what to expect. So it wasn't intimidating, it was challenging.

Barkow: We had always known about Berlin. It had always been an incredibly compelling place to think about architecture on a conceptual level. I think it became conventional very quickly. Those first months were quite important in terms of observing and examining the city, and I suppose it became clear that there was a kind of overloading of the architecture, this problem of trying to represent political unification, or trying to represent the right political values. I think what was challenging about Berlin was understanding the diverse aspects of the political collisions of the last 100 years, looking for where they were visible or evident, and speculating about how you could operate in such an atmosphere. From the start the competition system tended to stress the infilling of the city, a restructuring or recreating based on competing historical fictions. But at the same time it became apparent that there were other conditions and situations that one could think about that had their own value. Absence is discussed a lot. There were other presences, other memories, other traces that one could respond or react to. But these opportunities were often ignored. Ten years on, the question lingers, "What could it have been? It becomes a fairly reductive thing, a safe, conservative reconstruction of the city. I can understand those desires, those ambitions, but there is this other thing hovering out there that we can't identify. It will remain unnamed, unseen. Andreas Huyssen walked through the Potsdamer Platz and found it okay, but his only point of optimism was how the site might be misused in the future, and how they may transform Berlin into a very different city than the one we are having prescribed for us right now.

Do cities we know well necessarily feel finished?

Barkow: I don't know. I was in New York recently and I said, "What's there new to see here?" And there was a Jorge Pardo show at the DIA, there was the new restaurant by Diller Scofidio, and there was the new mid-rise by Christian Portzamparc. And that represented the last five years of architecture in New York. That is certainly an exaggeration, but the question of what constitutes a site changes. First a site was a huge urban tract, then a site became a building complex, then it will become an interior or a piece of furniture. You survive and adapt at different scales. Obviously that will happen here. New York is consistent with the late 20th century city which hasn't suffered catastrophes. Berlin is still an aberration.

Does your position, thus far, as outsiders operating on the fringes, give you advantages with regard to the standard decision making of the center? Eventually you will be drawn into the urban setting as well, and you will lose your somewhat privileged status as outsiders. What does the periphery have to teach the center?

Barkow: Berlin was a place, until recently, where the center resembled the edge. Projects like Bernauerstrasse or Wolfsburg, where we were essentially constructing an independent site within an urbanized condition, illustrate what we think is a method with interesting potential, that is: addressing urban sites with peripheral strategies. It is a very different approach than say the historical or typological approach. Generally speaking though, I think the building culture is going to shift. A building like the Biosphere has no budget and no time to build, and I find that intriguing. It ends up being more of an engineered structure than a kind of rendered architecture. In building it we have also rethought the way architectural detail works, something which has changed in the last 15 years. It's no longer a kind of fetish ornament but an enabling instrument. We want the integrity of architecture as a discipline to be maintained. It should not be relegated to builders, developers, and others who exercise too much anonymous influence. Architecture is still empowered, and the architect should still be the one – like Le Corbusier, like the adherents of CIAM – who is in charge of shaping our cities. By staying informed and educated we can continue maintaining the authority of the discipline.

Berlin has been building quickly, but psychologically has been slow to embrace its new status. Is the city likely to shrug off its lingering reluctance to be a true capital and metropolis anytime soon, and if it does, will it cease to be an interesting place to be?

Leibinger: I think Berlin will always be fascinating. Even ten years later, I still find the absence of the wall something only partially comprehensible. There is a lot we can complain about, but what is so amazing about this city is all the different situations that come together, the dissonance. To me it's the most interesting city in Europe. Unless it becomes too cleaned up, or we fall victim to some new tyranny, I believe the city will continue to thrive and evolve successfully.

Barkow: It will stay a compelling place. A flash point. But I'm waiting patiently for the discussion to move beyond the politics of architecture or the architecture of politics, and back to a discussion about architecture. To talk about architecture as architecture, as a discipline to itself, with its own canons. Of course there are positions that are staked out, that are articulated, built upon, agreed on, or disagreed on, but in terms of architecture being an essential thing and being recovered here in some way beyond the politicization of it—this will certainly be accomplished by those who are interested in architecture. Berlin is still a place where the onus is placed on design to calm or sooth the disruptions of memory. It is where we started, but a place that we are going beyond too. The field has widened. We all still need to operate as architects, and not as some sort of healers.

1 Richard Serra and Peter Eisenman, "Interview," Skyline, April 1983, p.16. Cited in October: The First Decade 1976-1986, Annette Michelson, Rosalind Krauss, Douglas Crimp and Joan Copjee, editors (Cambridge: MIT Press, 1987), p.344.
2 Some aspects of color in general and red and black in particular, by Donald Judd (Sassenheim: Sikkens Foundation, 1993).
3 Alan Colquhoun, "Twentieth-Century Concepts of Urban Space," From Modernity and the Classical Tradition: Architectural Essays 1980-1987 (Cambridge: MIT Press, 1986).

Über die Null-Ebene hinaus
Gespräch mit Frank Barkow und Regine Leibinger
Jan Otakar Fischer

Bis jetzt wurden Eure Berliner Arbeiten an der Peripherie der Stadt realisiert, weit entfernt von den Verwaltungs- und kommerziellen Megaprojekten, die das Zentrum nach und nach besetzen. Ihr hattet offensichtlich Interesse daran, die Grenzen des urbanen Bereichs zu erforschen. Was findet Ihr dort, im flachen und unspektakulären Brandenburg?

Barkow: George Wagner hat es richtig formuliert: „Man sucht sich seine Aufträge nicht aus", und die Peripherie war tatsächlich der Ort, an dem wir anfingen. Die Peripherie war interessant, als wir nach Berlin kamen, und sie ist es weiterhin, denn es gibt eine Unsicherheit in Bezug auf was sie sein soll, ganz im Gegensatz zu der klareren Vorstellung von dem, was das Zentrum sein soll. Wir fanden dort Freiheit zum Experimentieren und zum Arbeiten. Unser Interesse galt dem Dialog zwischen Mitte und Rand, zwischen Leere und Abwesenheit. Wir waren fasziniert und erleichtert von der Tatsache, dass die Peripherie nicht auf eine symbolische Art, sondern eher auf physischer und materieller Ebene von Bedeutung ist. Das Thema war hier nicht Schwarzplan oder urbane Dichte oder Typologie – in unserer Arbeit untersuchten wir eher Infrastrukturen, die Geschichte von Nutzung und Nicht-Nutzung, und gingen der Frage nach, wie diese Aspekte einen Entwurf generieren könnten.

Die Frage der Erinnerung ist in Berlin natürlich unumgänglich. Man könnte sagen, dass Ihr Euch, indem Ihr an der Peripherie baut, ausschliesslich mit Topografie beschäftigt, dass Ihr den Luxus geniesst, die Geschichte nicht konfrontieren und auch keine ideologische Entscheidungen treffen zu müssen. Wann mischt sich die Erinnerung dennoch ein, und wie ist die eigene Verpflichtung der Erinnerung gegenüber, besonders an einem Ort, wo so viele Regierungen versucht haben, Erinnerung zu zerstören.

Leibinger: Erinnerung ist immer da. Ich würde nicht sagen, dass wir in einem luftleeren Raum arbeiten. Alle Entwürfe reagieren immer auf etwas. Es ist wahr, am Rand werden die Regeln vielleicht stärker von uns als von Bauvorschriften bestimmt. Das ist eine Herausforderung. Der Vorteil aber ist, dass wir auf jede neue Situation neu reagieren können, und das Resultat ist eine Architektursprache, die mit dem Kontext variiert.
Barkow: Eine Tabula rasa gibt es nicht. An der Peripherie gibt es immer Spuren, sei es aus der geologischen Vergangenheit, in der Form von Gletscherspuren oder -erosion, sei es aus der jüngeren politischen Vergangenheit, etwa in Form der Trümmerberge, Militärgebiete oder Tagebau. Mit dem Biosphärenprojekt für Potsdam haben wir uns damit stark auseinandergesetzt, und das zeigt sich auf einer formalen Ebene, vielleicht nicht sofort. Natürlich wird es Erinnerung geben, natürlich wird dies ein bewusster Zustand sein. Es gibt den entscheidenden Aspekt der Entdeckung, der Identifikation, des Sichtbarmachen der Geschichte. Man muss nie besonders tief an der Oberfläche kratzen.

Ihr beschäftigt Euch auch stark mit amerikanischer Land Art und mit Minimalismus. Wie kann dieses Interesse in einem europäischen Kontext, der inzwischen keine Wildnis mehr kennt und domestiziert ist, zum Ausdruck kommen, besonders in Deutschland, einem der am dichtesten bevölkerten Länder Europas?

Barkow: Natürlich nicht im heroischen Massstab, nicht in Verbindung mit Werken wie Michael Heizers Double Negative in Nevada, oder James Turrells Roden Crater. Unsere Arbeit steht der Arbeit von Robert Smithson näher, der sich schon früh mit Gegenden wie dem Ruhrgebiet beschäftigte, wo sich Natur und

Technologie immerfort im Wandel befinden. Die Begriffe Schaden und Entropie waren bestimmend für Smithsons Hotel Palenque-Projekt, das ironisch gemeinte Hotel, das er auf dem Yucatan gründete. Es fasziniert uns als Gebäude, das sich immer in einem Zustand des Gebautwerdens befindet aber gleichzeitig zu einer Ruine wird. Das ist sehr ähnlich wie einige der ersten Projekte, an denen wir an der Peripherie arbeiteten – Industrieareale, die irgendwie wiedergewonnen wurden aber gleichzeitig zerfielen. Auf der Ebene von Detail oder Raumschaffung besteht sogar eine enge Affinität, und manche der formalen Arbeitsschritte, das Schneiden, oder das Ausheben, oder die Behandlung der Erde, oder das Nachdenken über das phyische Material, sind wichtige Bestandteile unserer Arbeit. Brandenburg ist jedoch nicht mit Nevada zu verwechseln. Die Biosphäre mag den Massstab der grossen Land-Projekte erreichen, die erst aus 7000 Meter Höhe als Ganzes lesbar waren, aber grundsätzlich teilen wir Smithsons Sicht, dass es die unmittelbare Erfahrung der Arbeit ist, die wichtig ist, nicht eine entfernte Lesung der Gestalt. Auch Richard Serra ist uns wichtig, der anregte, dass skulpturale Elemente weniger auf den Ort abgeworfene Objekte, als vielmehr „Barometer" zum Lesen der Landschaft, sein sollten – Instrumente sozusagen.[1] Dieser Art von Sensibilität gilt unsere Suche.

Leibinger: Die Art, wie unsere Gebäude an der Peripherie mit der Landschaft kommunizieren, läßt sich durch bestimmte Zeichnungen von Paul Klee gut illustrieren: Architektur und Landschaft werden zu einem integralen System; statt die Landschaft zu dominieren, kommt die Architektur aus der Landschaft und gleicht ihr. Dies bewährte sich als besonders nützliche Strategie bei unseren Stuttgarter Fabrikgebäuden, wo auf der Grundlage der vorhandenen Parzelle ein flexibles Gebäude entwickelt wurde, das später erweiterbar sein sollte.

Die Biosphäre ist euer jüngstes gebautes Projekt, ein Gebäude über Topografie und Kultivierung, ein Schuppen als botanische Linse und Brutkasten. Entspricht dieses Gebäude am genauesten euerem Interesse an Landschaft?

Leibinger: Die Biosphäre war aus zweierlei Gründen ein Glücksfall für uns: Wegen des Bauprogramms und wegen der industriellen Sprache, die uns sehr vertraut war. Einen Ort wie diesen ausserhalb Potsdams zu finden und darauf reagieren zu können, wie wir es getan haben, war für uns wie ein gefundenes Fressen, geradezu massgeschneidert für uns. Obwohl sich unsere Interessen und Neigungen unterscheiden, können wir uns beide voll mit der Lösung der Biosphäre identifizieren weil sie so nachvollziehbar ist, sie ist kein künstliches Ding. Für mich muss Architektur nachvollziehbar sein, und sie muss angemessen sein – das sind die Schlüsselbegriffe für meine architektonische Haltung. Und die Biosphäre ist beides. Sie ergibt einen Sinn dort. Aus einer Aufgabe herauszukitzeln, was sich in ihr versteckt, ist mehr eine Frage der Haltung, als eine der Technik.
Barkow: Wir sind in dem Sinne Fundamentalisten, als dass wir das Raumschaffen wieder entdecken wollen. Über dieses hat man in Berlin in den letzten wahrscheinlich gut vierzig Jahren nicht geredet. Was, glaube ich, auf Donald Judds Einwand verweist, dass Architekten gar nicht mehr wüssten, was Raum sei. Das Wort taucht in den Diskussionen überhaupt nicht auf.[2]

In Berlin erhält die Vorstellung von Oberfläche mehr Aufmerksamkeit als die Vorstellung von Raum, da dort, auf der Oberfläche der Gebäude, die Geschichte am genauesten registriert worden ist. Seit zehn

Jahren verschwindet nun diese Geschichte. Wie beeinflusst dies eure eigene Haltung in Bezug auf Material und Verkleidung?

Barkow: Als wir nach Berlin kamen und uns umsahen, war es Geschichte, die wir auf den Oberflächen registriert sahen – all die Wände mit Einschusslöchern und die zerfetzten Gebäude. Und dann begannen wir zu verstehen, wie Oberfläche von den Erbauern des neuen Berlin benutzt wird. Bestimmte weniger erwünschte Bautypen wie der Plattenbau wurden sehr schnell und sehr wirtschaftlich durch Fassaden-verkleidung „neu kodiert", sowohl um sie wieder zu brauchbaren Gebäuden zu machen, aber auch um sie mit einer akzeptableren ikonografischen Botschaft auszustatten. Einen ähnlichen Trend sah man in der vorübergehenden Simulation des zerstörten Stadtschlosses oder auch der Reichstagsverhüllung: eine strategische und kostengünstige Art, die Stadt neu zu figurieren. Wir sind daran interessiert, uns über die Oberfläche hinaus, über das Bild-Machen hinaus zu bewegen. Die ganze Diskussion um Fassadengestaltung in Berlin als wichtiger architektonischer Weg, sich die Stadt anzueignen oder neu zu schaffen ist schon seit längerem öde und wenig überzeugend. Wir interessieren uns für die Oberfläche als Material, als sich wiederholendes, serielles, erweiterbares, additives oder plastisches Element, dessen Manipulation tatsächlich auf neue Arten des Form-Erzeugens statt blosses Bühnenbild hinweisen kann.

Ist der Umgang mit Material anders, wenn man für die Industrie entwirft?

Barkow: Für uns spielt der Umgang mit Detail und Material schon auf der Ebene des Masterplan eine Rolle. Die maschinelle Verarbeitung, die Bearbeitung des Materials für unsere Fabrikgebäude hatten direkte Auswirkungen auf eine Architektur, die repetitiv, seriell und additiv sein musste, was dem figuralen, klassischen Gebäude vollkommen entgegengesetzt ist. Wir versuchten das zu einer Bedingtheit zu machen, etwas letztlich Unvorhersehbares, etwas, was den Wandel der verschiedenen Dienstleistungen und Infrastruktur aufnehmen konnte. Tatsächlich regte die Bearbeitung des Materials die Formfindung an. Die gewellte Oberfläche des Fabrikdachs in Stuttgart zum Beispiel könnte daran erinnern, wie Metall-blech nach dem Zuschneiden expandiert. Das Material suggeriert uns aber nicht a priori, in seinem Roh-zustand, eine Form, sondern die Form entsteht eher aus der physischen Manipulation des Materials, sie wird gleichsam hervorgelockt. Teil dieses Entwicklungsprozesses ist das Bauen von Modellen in unter-schiedlichen Massstäben bei uns im Büro.

Ihr baut viele industrielle Produktionsanlagen nach dem neuesten Stand der Technik, in einer Zeit, in der sich der Mensch mehr und mehr von den Herstellungsprozessen entfernt. Hat diese Erfahrung eure Sicht auf das Verhältnis von Menschen zur Technologie, und die Fähigkeit der Moderne, Probleme des Informationszeitalters zu lösen, beeinflusst?

Barkow: Die traditionelle Produktion ist nicht tot, aber heutzutage bezeichnen sie selbst die Manager als Dinosaurier-Industrie, angesichts der Dot Coms und des Internets. In den Vereinigten Staaten ist die Unantastbarkeit des Arbeitsplatzes und des Mitarbeiters inzwischen fast ganz verschwunden. Das Arbeits-umfeld ist auf lichtlose, luftlose Fertigkisten reduziert worden, Anonymität ist Standard. Doch ist der hierarchische Arbeitsplatz etwas, auf das die Deutschen nach wie vor ziemlich stolz sind und das sie ge-schaffen haben, zu erhalten, zum grossen Teil wegen der Kompetenz und den Werten des deutschen Mittelstands. Man braucht nur auf die Auto- und Maschinenbauindustrie zu blicken, die nach wie vor zu den grössten deutschen Erfolgen gehören. Alte Vorstellungen, die mit Fordismus und der linearen Produktion am Fliessband zusammenhängen, verschwinden aber auch hier. Die traditionelle Fabrik in Stuttgart, mit einer Reihe von Verwaltungstürmen, verschwindet nach und nach, und wird ersetzt durch Netzwerke aus nicht hierarchisch geordneten Arbeitsplätzen, wo die Arbeit in Teams gemacht wird. Flexibilität, Erweiterbarkeit, Veränderung – dies werden die bestimmenden Kennzeichen.

Leibinger: Es war uns ein Anliegen, wesentliche Aspekte guter Industriegestaltung wiederzugewinnen: in anderen Worten, von Tageslicht, guter Belüftung, sauberen, effizienten Räumen und so weiter profitiert jeder innerhalb einer Organisation, auch das Produkt. Die Schwierigkeit ist, dass Qualität Geld kostet. Andere Firmen zögern, Geld für diese Art Architektur auszugeben. Letztlich mag unsere Haltung auch naiv sein, denn in der Laserfabrik haben wir festgestellt, dass die Mitarbeiter oft geteilter Meinung sind. Manche gehen so weit und sagen: „Wieso sollte man so viel Geld in die Gebäude stecken, wenn es in unsere Gehälter fliessen könnte?"

Muss demzufolge eine Architektur, die sich dem Prozess widmet, den Anspruch auf Dauerhaftigkeit und Haltbarkeit aufgeben?

Leibinger: Für uns sind unsere Gebäude natürlich wie Juwelen. Wir sind der Meinung, dass Menschen, die darin arbeiten oder leben das genauso empfinden sollten. Das ist nicht immer einfach – das Jugendzentrum zum Beispiel ist schon sehr abgenutzt, zum Teil weil es von seinen Nutzern nicht geschätzt wird. Manchmal ist es nur dank des Bauherrn, dass andere Gebäude, die wir entworfen haben, gut instand gehalten werden. Was aber Industriebauten betrifft, befinden wir uns nicht mehr in der Zeit von Peter Behrens oder Walter Gropius, Architekten, die weit mehr Kontrolle hatten.
Barkow: Ich denke, dass dies auf eine Analogie Robert Smithsons verweist. Das bedeutet für mich Entropie – die ultimative Unvorhersehbarkeit, wie Gebäude benutzt oder besetzt werden, und ihre daraus resultierende Degradierung.
Leibinger: Das akzeptierst du aber nicht!
Barkow: Es gefällt mir nicht, aber es sind nun einmal Gebäude, und keine Skulpturen, keine Museen ...
Leibinger: Du bist ein totaler Kontrollfanatiker!
Barkow: Ich bin ein gescheiterter Kontrollfanatiker. Dies ist ein Aspekt von Architektur, den ich in Zukunft gerne akzeptieren und weiter untersuchen möchte. Die Nutzung von Gebäuden ist unvorhersehbar. Ich glaube, dass Smithsons Hotel Palenque ein perfektes Beispiel für den ganzen Prozess der Entropie ist. Ausserdem glaube ich, dass Architekten naiv sind: kleine Museen bauen sie immer gerne, weil diese am besten unterhalten werden und auf eine gewisse Art perfektioniert sind, während die Art und Weise wie Menschen mit Gebäuden leben ganz anders ist, als sich der Entwerfer das vorgestellt hat oder gewillt ist einzuräumen. Wie bei Fabrikanlagen ... Aber um auf diese grundlegende und sehr aktuelle Frage der Technologie zurückzukommen – vor fünfzig Jahren war sie etwas sehr Bildhaftes. Gebäude konnten Maschinen sein, sie konnten aussehen wie Maschinen, sie konnten die gleiche Art von Materialien benutzen, sie konnten industrialisiert werden. Heute ist die Technologie bildlos. Sie ist eine schwarze Kiste mit ein paar Chips drin. Man wird also gezwungen, neu zu bewerten. Doch die Vorstellung, dass Technologie virtuell geworden ist, heisst nicht, dass auch die Architektur virtuell sein muss. So lange wir uns in unseren

Körpern bewegen, werden wir, glaube ich, eher auf Fragen archaischer und grundsätzlicher Natur zurück-kommen müssen, auf Fragen zu Raum, Material, Proportion, Massstab – diese Art von dauerhaften Dingen.

Ein besonderer Aspekt eurer Zusammenarbeit ist ihre Internationalität: eine Mischung aus amerikani-schen und europäischen Sensibilitäten, aus Montana und Stuttgart, tätig auf beiden Seiten des Atlantiks. Ist eine solche internationale Praxis in einem zunehmend globalisierten Umfeld gleich integriert und funktionsfähig wie eine eingesessene? Wo findet ihr Gemeinsamkeiten?

Barkow: Ich glaube, dass unsere getrennte Herkunft von enormem Vorteil ist. Sie befreit uns von lokalen Sichtweisen, die wir manchmal ziemlich interessant, manchmal ziemlich ermüdend finden. Sie erlaubt uns die Loslösung oder Befreiung von dem, was hier in Berlin, meine ich, ziemlich geschlossene Reihen geworden sind. Was unsere Zusammenarbeit betrifft, könnte man sagen, dass sie meinerseits von einer Dialektik des Exzesses geprägt ist, seitens Regine von einer der Zurückhaltung. Sie agiert als eine Art Redakteurin, auf die gute Art, die Arbeit auf eine sehr physische Weise zu formen, Arbeit zu beschränken oder zu führen, die sich anders entwickeln würde, wenn die Sensibilitäten des einen ohne die des anderen auskommen müsste. Aber Gemeinsamkeiten sind auch wichtig, zum Beispiel unser gemeinsames Stu-dium an der Harvard Graduate School of Design. Dort herrschte eine Atmosphäre, die Potential förderte, ohne Authentizität zu opfern. Wir spüren noch immer den Einfluss von Menschen wie Rafael Moneo oder Robin Evans.
Leibinger: Ich glaube, dass es schwieriger gewesen wäre in Stuttgart, oder Miami, oder New York anzu-fangen. Hier ist ein besonderer Ort. Alle schauen auf Berlin.
Barkow: Bisher hat es drei Pole in unserer Arbeit gegeben: es gab die industriellen Aufträge mit einem Bauherrn, dann die Wettbewerbe, die sich hier und da ausgezahlt haben, und schliesslich die akademische Tätigkeit. Diese bildeten in den letzten acht Jahren die Eckpfeiler unserer Praxis.

Die Vorstellung einer Tabula rasa hat in Berlin, wo viele Neuanfänge geplant oder ausgelöst worden sind, einen besonderen Klang. Die Nachkriegswiederaufbaupläne von Le Corbusier, Hilberseimer und Scharoun waren famos unsensibel in Bezug auf die Geschichte (in einer Zeit, in der man verzweifelt nach Neuan-fängen suchte), und heute scheint der Optimismus der heroischen Moderne in Berlin höflich, aber be-stimmt vom Platz verwiesen. Gibt es noch Raum für Experimente, jetzt wo die modernen und monumen-talen Stadtmodelle beide zu Gunsten eines revisionistischen verworfen worden sind, wie Alan Colquhoun vor einiger Zeit bemerkt hat? [3]

Barkow: Berlin war immer Brutstätte neuer Ideen; war immer ein Ort, der eine Avantgarde unterstützte. Wir beobachten nun schon seit einiger Zeit eine destruktive Interpretation der Moderne. Ich gehe aber da-von aus, dass ihre Lehren nicht verloren sind. Die Dinge neigen zu zyklischem Verhalten. Als wir vor acht Jahren hierher kamen, erwarteten wir, dass es die Chance zu einer Art Neo-Avantgarde geben würde. Niemand hat vergessen, wie das ungewisse politische Klima der Weimarer Republik eine Blüte von Energie und Kreativität hervorbrachte. In Deutschland waren die Zusammenbrüche immer Anlass zum Neubeginn. Leerräume taten sich auf, in die man hineinschlüpfen und etwas versuchen konnte. Jetzt, nach einigen Jahren, sind wir in bestimmter Hinsicht als „Avantgarde"-Architekten etikettiert, demnach in Ordnung für die Peri-pherie, aber für das Zentrum vielleicht etwas beunruhigend oder gefährlich. Diese Unterscheidungen sind jedoch in der Diskussion um das gegenwärtige Berlin nicht mehr relevant, eigentlich in keiner Stadt.

Dann hat sich eure Einstellung zu Berlin im Lauf der letzten zehn Jahren grundlegend verändert?

Leibinger: Für jemanden wie mich, die in Berlin gelebt und studiert hatte, war es ein unglaubliches Gefühl, als die Mauer fiel. Als Deutsche sollte man glauben, dass dies irgendwann einmal geschehen würde, aber niemand hat es je erwartet. Ich wollte hierher zurückkommen, zögerte aber auch, denn an einen Ort zurückzukehren ist immer schwierig. Ich ahnte gleichzeitig, dass es eine komplett andere Situation sein würde. Anfang der 90er wollte ich nicht sofort zurück, doch dann begannen all diese Wettbewerbe, wie beispielsweise der Spreebogen, und man spürte eine solche Energie, die aus dieser Stadt kam, dass man einfach hierher kommen und Teil davon werden musste. Und wir wussten wirklich nicht, was wir zu erwarten hatten. Deswegen war es nicht einschüchternd, es war herausfordernd.

Barkow: Berlin spielte für uns immer eine Rolle. Die Stadt war immer ein enorm verlockender Ort gewesen, um auf einer konzeptionellen Ebene über Architektur nachzudenken. Ich glaube aber, dass das sehr schnell konventionell wurde. Diese ersten Monate waren wichtig, um die Stadt zu beobachten, und es wurde uns klar, dass es eine Art Überfrachtung der Architektur gab: der Versuch, die politische Einigung oder die richtigen politischen Werte zu repräsentieren. Ich glaube, die Aufgabe war, die unterschiedlichen Aspekte der politischen Zusammenstösse der letzten hundert Jahre zu verstehen, herauszufinden, wo sie sichtbar oder offensichtlich waren, und zu erörtern, wie man sich in einer solchen Atmosphäre verhalten könne. Von Anfang an tendierte das Wettbewerbssystem zu einer Auffüllung der Stadt, einer Neustrukturierung oder Neuschaffung, die auf konkurrierenden historischen Fiktionen beruhte. Gleichzeitig wurde aber deutlich, dass es andere Bedingungen und Situationen gab, über die man nachdenken konnte, die ihren eigenen Wert besassen. Abwesenheit ist oft Thema. Es gab andere Erinnerungen, andere Spuren, auf die man antworten oder reagieren konnte. Aber die Gelegenheiten wurden oft ignoriert. Nach zehn Jahren bleibt die Frage: „Wie hätte es sein können?" Das Ganze wird zu einer sehr reduzierten Angelegenheit, zu einer sicheren, konservativen Rekonstruktion der Stadt. Ich kann diesen Wunsch verstehen, diese Ziele, aber es gibt eben auch noch diese andere Geschichte, die in der Luft liegt, die wir nicht identifizieren können. Sie wird ungenannt und ungesehen bleiben.

Wirken Städte, die wir gut kennen, notwendigerweise fertig?

Barkow: Ich weiss es nicht. Ich war neulich in New York und fragte: „Was gibt es Neues?" Es gab eine Jorge Pardo Ausstellung im DIA, es gab das neue Restaurant von Diller Scofidio, und es gab das neue Gebäude von Christian Portzamparc. Das verkörperte die letzten fünf Jahre Architektur in New York. Ich übertreibe natürlich, aber die Frage, was ein Projekt ist, verschiebt sich drastisch. Als wir hier ankamen, war ein Projekt ein enormes städtisches Gebiet, dann wurde ein Projekt zu einem Gebäudekomplex, jetzt wird es nach und nach zu einem Innenraum oder einem Möbelstück werden. Man passt sich den verschiedenen Massstäben an. Das wird auch hier passieren. New York ist eine Stadt des späten 20. Jahrhunderts, die keine Katastrophen erlitten hat. Berlin ist noch immer eine Abweichung.

Verleiht euch eure bisherige Position als Aussenseiter, die an der Peripherie arbeiten, Vorteile in Bezug auf die üblichen Entscheidungsprozesse des Zentrums? Mit der Zeit werdet auch ihr in das städtische Umfeld hineingezogen werden, und ihr werdet euren relativ privilegierten Status als Aussenseiter verlieren.

Was kann die Peripherie das Zentrum lehren?

Barkow: Berlin war bis vor kurzem ein Ort, wo das Zentrum dem Rand glich. Projekte wie Bernauer Strasse oder Wolfsburg, wo wir im Grunde einen unabhängigen Ort inmitten einer städtischen Situation entworfen haben, illustrieren, was wir als Methode mit interessantem Potential erachten: sich urbanen Orten mit peripheren Strategien zu widmen. Es ist eine ganz andere Herangehensweise als die historische oder typologische. Ganz allgemein aber glaube ich, dass sich die Baukultur verschieben wird. Ein Gebäude wie die Biosphäre hat weder ein grosses Budget noch ausreichend Zeit, und das finde ich spannend. Es wird mehr zu einer technisch ausgearbeiteten Konstruktion als zu gestalteter Architektur. Durch das Bauen haben wir auch neu überdacht, wie architektonische Details funktionieren. Das hat sich im Verlauf der letzten fünfzehn Jahren verändert. Details sind nicht mehr eine Art Fetisch-Ornament, sondern bilden ein befähigendes Instrument. Wir wollen, dass die Integrität der Architektur als Disziplin gewahrt wird. Sie sollte nicht den Bauunternehmen, Investoren, oder andern, die zu sehr anonymen Einfluss ausüben, überlassen werden. Architektur ist nach wie vor bemächtigt, und der Architekt sollte nach wie vor derjenige sein – wie Le Corbusier, wie die Anhänger von CIAM – der dafür zuständig ist, unsere Städte zu formen. In dem wir informiert und gebildet bleiben, können wir weiterhin die Autorität der Disziplin wahren.

Berlin hat schnell gebaut, aber psychologisch nimmt es nur langsam seinen neuen Status an. Kann man voraussehen, dass die Stadt bald die andauernde Zögerlichkeit, wirklich Hauptstadt und Metropole zu sein, abstreifen wird, und wenn sie dies tut, wird sie dann aufhören, ein interessanter Ort zu sein?

Leibinger: Ich glaube, dass Berlin immer faszinierend sein wird. Auch zehn Jahre später empfinde ich die Abwesenheit der Mauer als etwas, das ich nur partiell begreifen kann. Es gibt viel, über das man sich beschweren könnte. Was an dieser Stadt aber so unglaublich ist, sind die unterschiedlichen Situationen, die hier zusammenkommen, die Dissonanz. Für mich ist es die interessanteste Stadt Europas. Ausser wenn es zu sauber werden sollte, oder wir einer neuen Tyrannei zum Opfer fallen, glaube ich, dass die Stadt weiter aufblühen und sich erfolgreich entwickeln wird.

Barkow: Es wird ein bestechender Ort bleiben. Ein Brennpunkt. Ich warte jedoch geduldig darauf, dass sich die Diskussion von der Politik zur Architektur zurückbewegt. Über Architektur als Architektur zu reden, als eigene Disziplin, mit ihrem eigenen Kanon. Natürlich gibt es Positionen, die festgelegt sind, die definiert sind, über die man sich einig ist, oder eben uneinig, aber alle in dem Sinne, dass Architektur wesentlich ist und auf eine Art wieder entdeckt wird, die über ihre Politisierung hinausgeht. Berlin ist nach wie vor ein Ort, wo die Verantwortung zum Glätten der Brüche der Erinnerung auf die Gestaltung gelegt wird. Berlin ist, wo wir angefangen haben, aber ein Ort, über den wir auch hinausgehen. Das Feld hat sich erweitert. Wir müssen als Architekten handeln, und nicht als eine Art Heiler.

1 Richard Serra and Peter Eisenman, „Interview," Skyline, April 1983, S.16. Cited in October: The First Decade 1976-1986, Annette Michelson, Rosalind Krauss, Douglas Crimp and Joan Copjee, Hrsg. (Cambridge: MIT Press, 1987), S.344.
2 Some aspects of color in general and red and black in particular, von Donald Judd (Sassenheim: Sikkens Foundation, 1993).
3 Alan Colquhoun, „Twentieth-Century Concepts of Urban Space," From Modernity and the Classical Tradition: Architectural Essays 1980-1987 (Cambridge: MIT Press, 1986).

Neue Karlsburg
Bremerhaven 2000

Der städtebauliche Wettbewerb für das Gebiet des stillgelegten Stadtbades aus den fünziger Jahren wurde von der Stadt Bremerhaven ausgelobt. Ziel des Wettbewerbs war es, den städtischen Charakter rund um die Einkaufsgegend der Bürgermeister-Schmidt-Strasse aufzuwerten und eine neue Nutzung für den Stadtbadkomplex zu entwickeln. Der Komplex liegt in der Nähe von Hans Scharouns Deutschem Seefahrtmuseum von 1970 und O.M.Ungers Alfred-Wegener-Institut für Polarforschung von 1984. Das Wettbewerbsgelände grenzt an die geplante Neubebauung der Wasserkante von Bremerhaven, dem Ocean Park Masterplan. Diese sieht einen Zoo, Freizeitanlagen und ein Wissenschaftszentrum vor.

Die Auslobung sieht verschiedene Nutzungen vor, unter anderem Seminarräume und eine Mensa für die im Süden angrenzende Universität Bremerhaven, Büros, einen Kunstverein und ein Design-Labor. Das vorhandene Schwimmbad wird zu einem Stadttheater umgebaut. Zusätzliche 300 Parkplätze werden auf dem Grundstück untergebracht. Der Massstab des Eingriffs liegt zwischen dem des bestehenden Gebäudes und einer relativ kleinen städtebaulichen Planung.

Der Entwurf reagiert auf zwei spezifische städtebauliche Formen Bremerhavens: einerseits auf die Strassen seines historischen Zentrums (Neue Karlsburg), andererseits auf die Reihe von Punkthochhäusern aus den fünziger Jahren (das Ernst-May-Projekt der Neue Vahr Wohnbaugesellschaft an der Geeste und der Columbus Center Tower). Der Vorschlag vermittelt zwischen diesen beiden Situationen. Zunächst deckt ein Sockel, der Parkplätze, Passagen, Eingangshöfe, eine Freiluftbühne und Geschäfte fasst, das gesamte Gelände. Als weiterer Eingriff wird ein Turm auf das Gebäude des alten Stadtbades gesetzt. Der Sockel wird bepflanzt und setzt als Park die bestehende Grünflächenkette fort. Seine gefalteten Oberflächen leiten von den schrägen Flächen der Deiche Bremerhavens zum Raster des Stadtzentrums über. Der Turm ermöglicht die Einführung neuer Nutzungen und entspricht und vervollständigt den Ring aus mittelhohen Gebäuden um den historischen Kern der Stadt. Schliesslich erhält das Stadttheater an der Südseite einen neuen Flügel.

Der Turm besteht aus einer Anzahl von übereinander geschichteten Programmtypen, vom bereits vorhandenen Stadtbad, nun zu einem Auditorium mit Zwischengeschoss umfunktioniert, über den Kunstverein und die Universität zu den Büroräumen in den obersten Ebenen. Die Identität der einzelnen Programmebenen zeigt sich im Wechsel der Oberflächenmaterialien, durch unterschiedliche Raumhöhen und in den Fassaden, die auf die jeweilige Nutzung und die Orientierung zur Stadt reagieren.

Ähnlich New Yorker Hochhausprojekten aus den fünziger und sechziger Jahren, deren Planer die Überbauungsrechte vorhandener Gebäude aufkauften, um auf einem bestehenden Gebäude von historischer Bedeutung nach oben zu bauen, versieht der Entwurf das bestehende Stadtbadgebäude auf drei Seiten mit einer Hülle aus Beton, um damit die statische Grundlage für den darüber emporragenden Turm zu schaffen. Die vertikale Struktur ermöglicht ein dicht verwobenes und interaktives Programm aus öffentlichem und privatem Raum, während sie die städtebauliche Identität und architektonische Qualität des Stadtbades bewahrt. Treppen, Rolltreppen und Aufzüge verbinden alle Ebenen miteinander.

Die Fassaden des Altbaus und die Gesamtheit der visuellen Orientierung bleiben unversehrt, während die Bedeutung des Stadtbades als städtisches Wahrzeichen betont wird. Die Geschäfte im Erdgeschoss schliessen an den Einkaufsbereich der Neuen Karlsburg an. Die ansonsten flache Decke des Stadtbades hat eine elegant geschwungene Wölbung, um Platz für Kunstspringer zu schaffen. Diese Geometrie wird in der Erweiterung aufgenommen. Die Räume der Kunstgalerie sind ausgehöhlt und stellen so eine räumliche und visuelle Verbindung zwischen Alt und Neu her.

Die äussere Gebäudehülle ist in Abhängigkeit der jeweiligen Nutzung und Konstruktion gefaltet und artikuliert, um Aussenräume und Terrassen zu bilden und den Blickkontakt zu geografisch wichtigen Punkten herzustellen. Die Gartenräume auf dem Dach werden als Mensaterrasse genutzt. Ein grosser Einschnitt durch die Büroebenen durchdringt die Universitätsebene bis an die Fassade. Dieser Einschnitt vermeidet dunkle Innenräume am Gebäudekern, die sonst kein Tageslicht erreichen würde.

Im Massstab des einzelnen Raumes schaffen die Faltungen eine V-förmige Oberfläche, die sich nach Ausblick oder Lichtverhältnissen orientiert. Diese gefaltete Oberfläche zieht sich durch alle Stockwerksebenen durch und verleiht dem Gebäude so ein einheitliches Erscheinungsbild. Umgekehrt werden die einzelnen Programmebenen durch Massstab und Variation im Material verdeutlicht: Kunst = Stein; Design-Labor = Holz; Universität = Zink; Büro = grünes Glas. Dies sorgt für den eigenständigen Ausdruck jeder Nutzungszone im Stadtbild.

This competition for the urban expansion at the site of the now disused city baths from the 1950s was organized by the city of Bremerhaven. The goal of the competition was to improve the urban character of the area near the shopping district on Bürgermeister-Smidt-Strasse and to propose new uses for the existing city bath complex. The complex is near Hans Scharoun's German Seafaring Museum from 1970 and O.M Ungers' Alfred Wegener Institute for Polar Research from 1984. The competition site is adjacent to the proposed redevelopment of the Bremerhaven waterfront, the Ocean Park master plan which anticipates the construction of a zoo, resort, and science center.

The client's intention was to introduce diverse programs, including university classrooms and a cafeteria for the adjacent Bremerhaven University to the south, office space, an institute for art, and design laboratory. The existing swimming pool of the City Baths will be renovated in the form of a new City Theater. An additional 300 parking spots are to be provided on-site. The scale of the intervention lies between the scale of the existing building and a relatively small urban planning area.

The design responds to two specific forms of existing urbanism in Bremerhaven: the street scale of its historical center (Neue Karlsburg) and to the series of point towers constructed in the 1950s, the Ernst May project of the Neue Vahr Housing Estate, along the Geeste River and the Columbus Center Tower. The proposal negotiates these two conditions by first proposing a base structure covering the entire site providing parking, passages, entry courts, an open air theater and shops, and by second proposing a tower positioned above the existing City Baths building. The base is planted to create a park continuing the existing chain of green spaces, and its folded surfaces provides a transition between the sloped surfaces of Bremerhaven's dyke infrastructure to the gridded structure of Bremerhaven's center.

The tower facilitates the introduction of new programs, and it corresponds and completes the ring of mid-rise buildings encircling the Bremerhaven historical core. Finally, a new wing is added on the south side of the City Theater.

The tower is composed of a series of stacked program types ranging from the existing City Baths (now reconfigured as an auditorium with mezzanine level) art gallery, design laboratory, university, and office spaces on the top levels. The identity of each program level is articulated by surface material changes, height differences and facades which respond to differing program information and orientation.

Similar to air-right projects in New York in the 1950s and 60s where developers bought air-rights in order to build over existing structures of historical significance, the proposal is to encase the existing City Bath with a concrete shell on three sides provides a structural base for the tower above. By providing a vertical connection to the City Baths, the distinct functions have the chance for a tightly interwoven and interactive program domain of both public and private spaces while maintaining the urban identity and architectural quality of the City Baths. Stair, escalators and elevators connect all levels to each other.

The Bath facades and visual orientations remain intact while emphasizing its position as a city landmark. Shops at ground level continue the Neue Karlsburg shopping district.The ceiling of the City Bath is flat with a graceful curved arch scooped out for the bodies of divers. This geometry is repeated in the addition, scooping into the spaces of the Art Gallery by providing a spatial and visual connection between the old and new.

The exterior skin of each program plate is folded and articulated in relationship to structure in order to provide exterior pocket terraces and foster visual connections to geographically prominent points of significance. A university cafeteria terrace occupies the roof garden spaces. A large cut through the office plates from the roof emerges through the university level to the facade. This cut also eliminates unnecessary dark interior spaces at the building core where there is no day-light.

At the finer scale of the room, the folding creates a V-shaped surface which orients to views or light. The effect of this undulating surface is continuous on each floor plate, uniting the building. Reciprocally individual program layers are identified by scale and material variation – art = stone; design lab = wood; university = zinc; office = green tinted glass – providing visible identity for each program zone vis-à-vis the city.

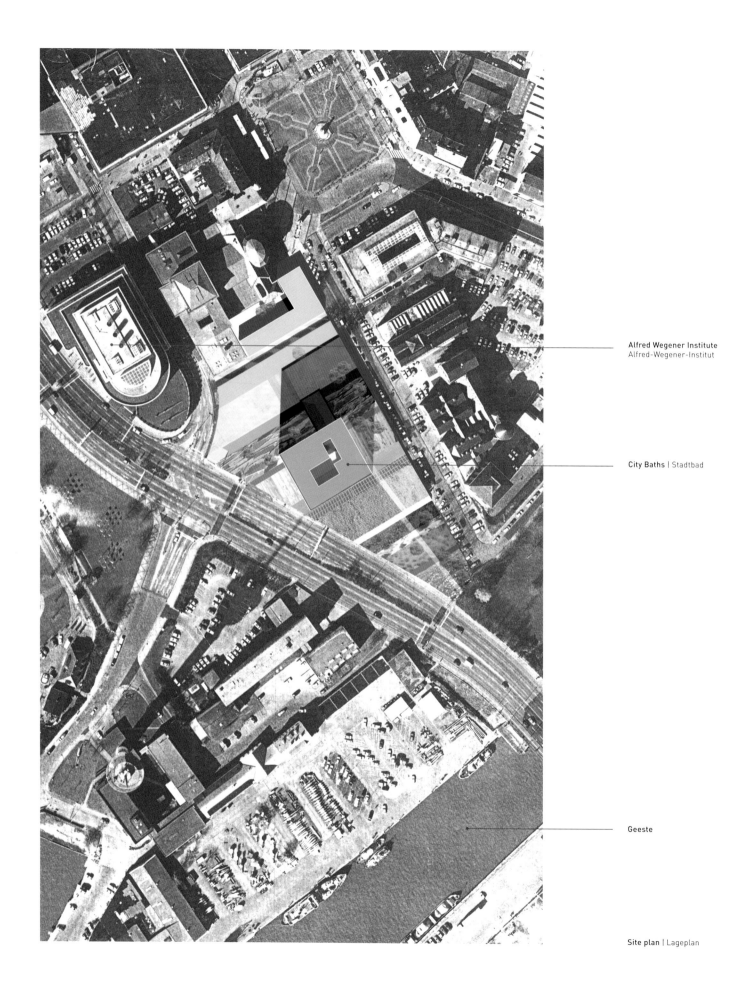

Alfred Wegener Institute
Alfred-Wegener-Institut

City Baths | Stadtbad

Geeste

Site plan | Lageplan

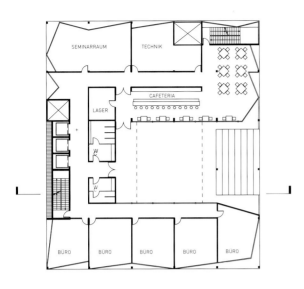

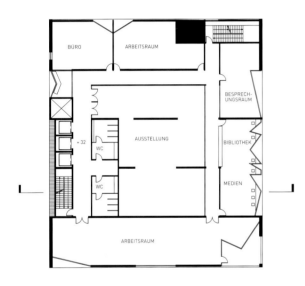

Upper floor plans
Grundrisse Obergeschoss

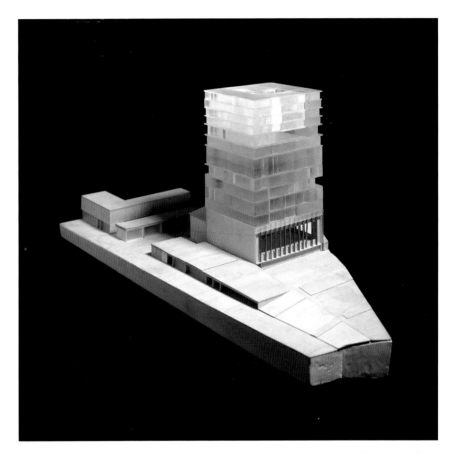

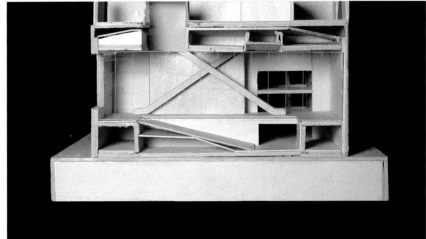

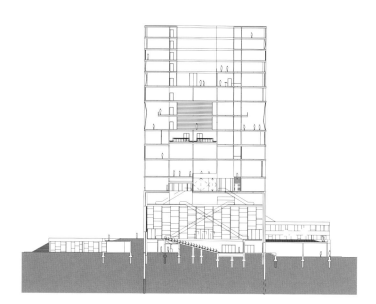

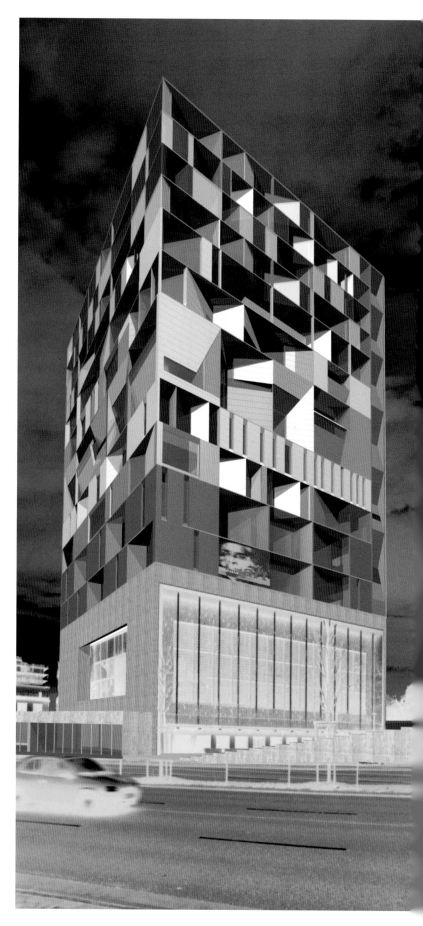

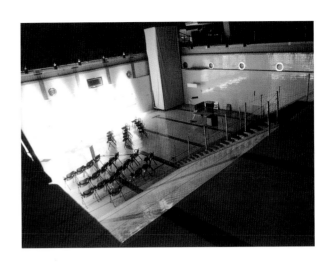

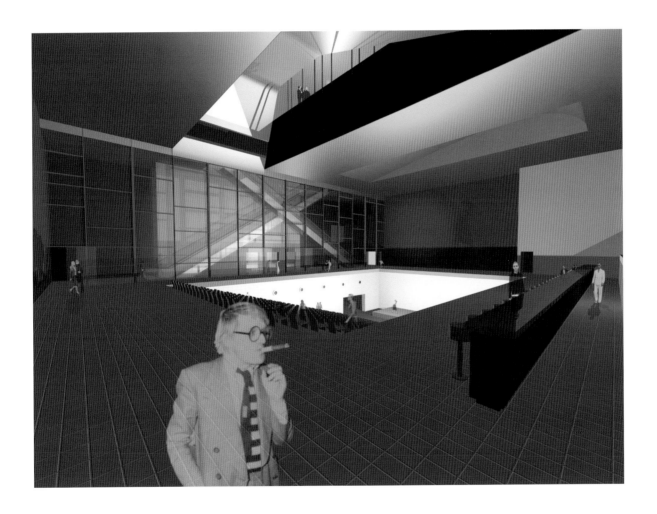

above | oben
Interior perspective of theater in former swimming pool
Innenperspektive des Theaters im ehemaligen Stadtbad

on top | ganz oben
Interior of existing city bath
Bestandsfoto: Innenansicht Schwimmbad

Science Center
Wolfsburg 2000

Der Ausgangsgedanke des Wettbewerbsentwurfs für das neue Science Center in Wolfsburg, ein grosses interaktives Ausstellungszentrum, das 2002 eröffnet werden soll, war es eine Stadtlandschaft anstelle eines weiteren städtischen Monuments zu schaffen. Diese Landschaft nimmt zweierlei Gestalt an: die geneigte Dachfläche des Gebäudes einerseits, der darunterliegende höhlenartige Raum – ein Erlebnisraum in Form eines fortlaufenden konstruktiven Labyrinths – andererseits. Zwischen Hans Scharouns Stadttheater von 1965-1973 und der gigantischen Volkswagenfabrik aus den 1930er und 40er Jahren gelegen, versucht das Projekt zwischen dem öffentlichen Kulturbereich der Stadt und ihrem industriellen Kern zu vermitteln.

Der Entwurf schiebt die Grundstücksfigur heraus und hebt ihre dreieckige Topografie zum Mittellandkanal hin geneigt an. Das Resultat konstruiert das Gelände als phänomenologische Landschaft, anstelle eines Objekts, das sich in seine Grenzen einpasst. Allmählich auf die Höhe von 8 Metern ansteigend, bildet das Gebäude bzw. Plateau im Norden eine 180 Meter lange Kante. Von Süden betrachtet wird diese geneigte Kante zu einem künstlichen Horizont, auf dem die VW-Fabrik und die Gebäude der Autostadt, VWs neu geschaffener Erlebniswelt, zu schweben scheinen. Während die Dachlandschaft die VW-Gebäude rahmt und so auf Wolfsburg zurückwendet, bildet sie auch den Brückenkopf der verbindenden Brücke zur Autostadt.

Das neue städtische Plateau des Science Center wird für Veranstaltungen genutzt und als Landschaft aus „natürlichen" Phänomenen entwickelt: Feuer (Vulkane), Eis (Gletscher), Dampf (Geysire), Stein (Lavagestein) und Gärten. Die vermittelnde, mit Terracotta gepflasterte Ebene des Plateaus verweist sowohl auf die Erdschichten als auch auf die Klinker der VW-Fabrik.

Die Tragkonstruktion ist aus Stahlbeton. Ein Dialog zwischen der Dachtopografie und den Innenräumen entsteht duch eine Anzahl sinnlich erfahrbarer „Öffnungen". Diese Öffnungen ergeben sich durch die V-förmigen Stahlbetonstützen. Durch unterschiedliche Abstände zwischen den geneigten Teilen der V-Stützen entstehen Zwischenräume, die unterschiedlich genutzt werden können – als Zisternen für Wasser, als Pflanztröge für Bäume, als Lichtquellen für die Ausstellungsflächen, für die natürliche Belüftung des Science Center und der Tiefgarage oder als Auditorium und Restaurantterrasse. Dieses konstruktive Element organisiert und gliedert die Innenräume, indem es Licht und Luft ins Gebäudeinnere holt. Versammlungsräume, Werkstätten und die Foyers sind um die tragenden Lichtkerne angeordnet.

Von der Stadt Wolfsburg aus wird das Gebäude im landschaftlichen Massstab wahrgenommen. Im Verhältnis zur Bahn und der Autostadt kehrt es dagegen diesen Massstab um. Die 8 Meter und zwei Geschosse hohe Nordfassade besteht aus opaken Metall- und transparenten Paneelen, die in der Vertikalachse gedreht sind, um sich entweder auf den von Osten oder den von Westen nahenden Bahnverkehr zu orientieren. Für das Science Center werben Einblicke in das Gebäude und werbetafelgrosse Schriftzüge sowohl bei der Ankunft per Zug als auch bei der Überquerung der Brücke von Norden.

The initial assumption in the design of the competition project for the new Science Center for Wolfsburg, a large interactive exhibition center to be opened in 2002, was to emphasize the creation of an urban landscape over the imposition of another urban monument. This landscape took two forms, the inclined roof of the project, and the cavernous space below – an event space in the form of a continuous structural labyrinth. Positioned between the City Theater of Hans Scharoun from 1965-1973 and the enormous Volkswagen Factory from the 1930s and 40s, the design of the Science Center attempts a mediation between the public cultural domain of the city and its industrial nucleus.

The design strategy extrudes the site figure, and lifts it as a triangular topography inclined to the Mittellandkanal. The result is the construction of the site as a phenomenal landscape, rather than the production of an object fitting within its boundaries. Rising eventually to a height of 8 meters, the building/plateau provides an edge of 180 meters in length at the north of the site. Seen from the south this inclined edge creates an artificial horizon upon which the VW factory and buildings of the Autostadt, VW's newly created event space, appear to float. While the roof landscape frames the buildings of VW and inflects back to Wolfsburg it also acts as a bridgehead for passage over the connecting bridge of the Autostadt.

The new urban plateau of the Science Center will be programmed for events and developed as a landscape of "natural" phenomena: fire (volcanoes), ice (glaciers), steam (geysers), stone (lava beds), and gardens. Paved in terra-cotta, the mediating surface plane of the plateau references both earthen strata and the clinker brick of the VW factory.

The core structural material is steel reinforced concrete. A dialogue between the roof topography and interior spaces is provided by a series of sensorial "apertures". These openings are formed by the V-shaped concrete structural columns of the building. By varying the distance between the two plates of the columns, pockets are formed which can vary in use, such as cisterns for water; planters for trees; light apertures for museum spaces; ventilation scoops for Science Center and parking garage; auditorium; restaurant terrace. By providing access to light and air, this structural device organizes and scales the internal spaces. Social spaces, workshops, and the lobbies are collected around these structural light cores.

The building, which is perceived at the scale of the landscape from the town of Wolfsburg, reverses its scale in its relationship to the railroad and Autostadt. The 8 meter and two story high north facade consists of opaque metal and transparent panels rotated visually to favor either eastbound or westbound train travel. Both glimpses into the Science Center and billboard scaled signage advertise the center upon arrival or while crossing the bridge from the north.

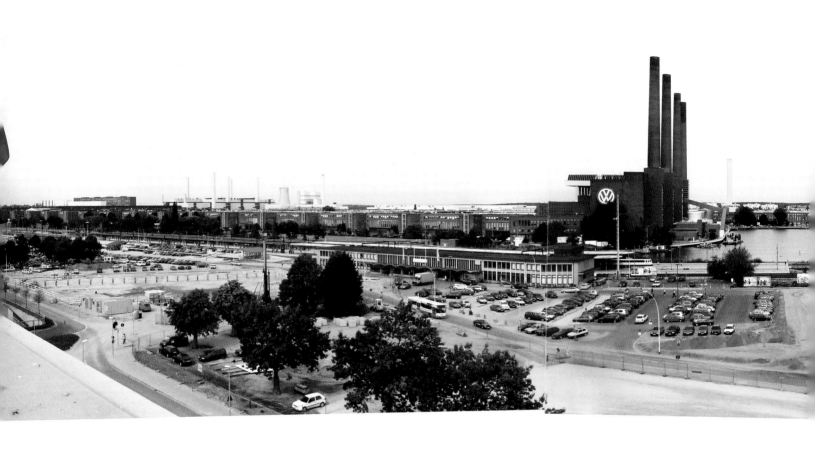

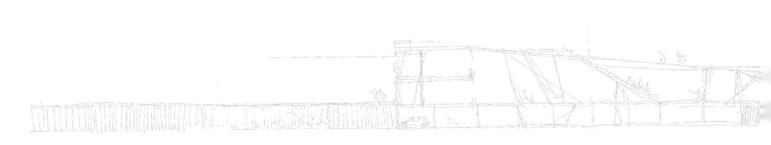

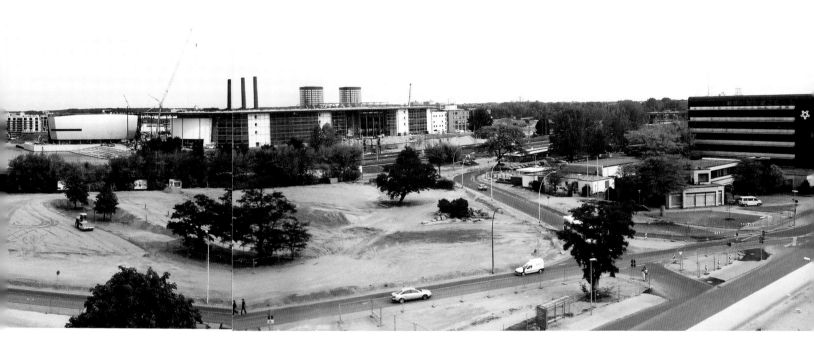

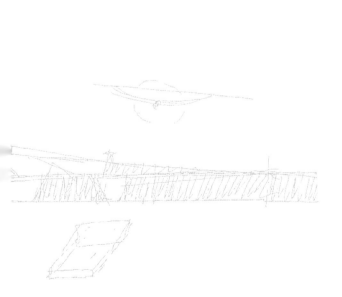

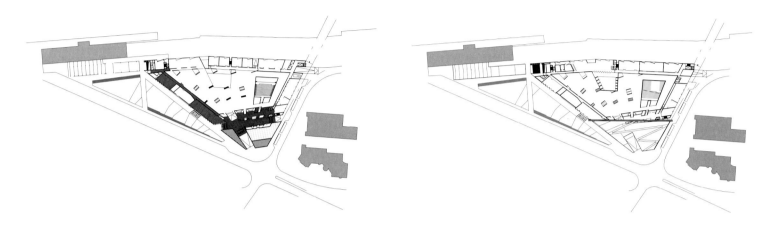

Plans of ground floor (left) and upper floor (right)
Grundrisse Erdgeschoss (links) und Obergeschoss (rechts)

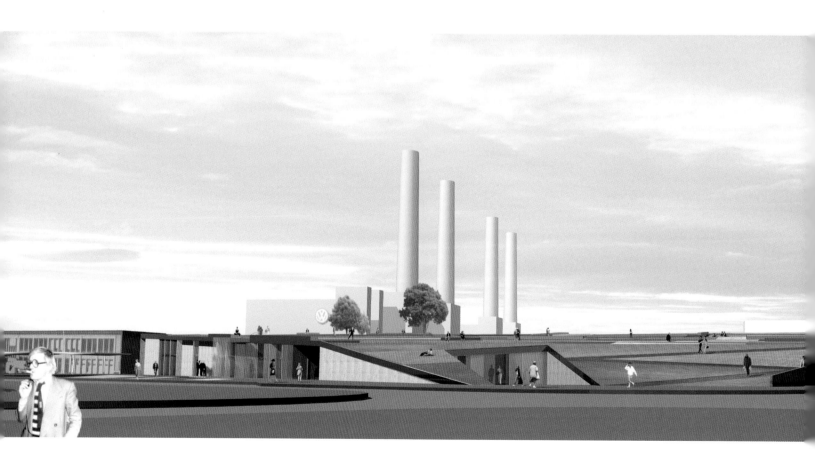

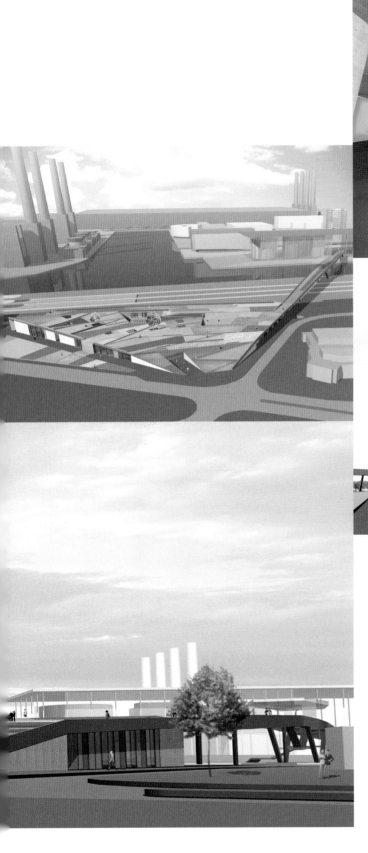

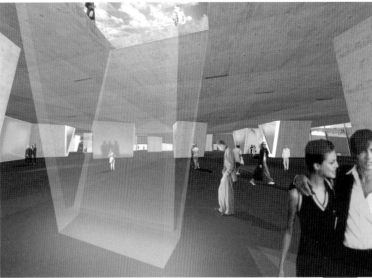

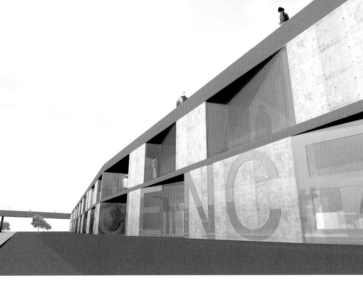

Biosphäre und BUGA-Blumenhalle
Biosphere and Flower Pavilion

Potsdam 2001

In Zusammenhang mit der für April 2001 geplanten Bundesgarten-schau lobte die Stadt Potsdam einen Wettbewerb für eine Blumen-halle aus, die danach als Biosphäre genutzt werden soll. Das Ge-bäude soll den Höhepunkt der Gartenschau, die an verschiedenen Standorten in der Stadt stattfindet, darstellen. Das Projekt ist eine Zusammenarbeit zwischen der Stadt Potsdam und Cinemax Kinos. Im Anschluss an die Gartenschau wird das Unternehmen die Halle übernehmen und als Attraktion für die folgenden 20 Jahre betreiben.

Das Gelände liegt in der Nähe des von Friedrich dem Grossen er-richteten Schloss Sanssouci in Potsdam. Historisch beherbergte Potsdam eine Ansammlung exotischer Gärten und Architekturen. Dies bezeugen unter anderem das Holländische Viertel, die Russ-ische Kolonie mit ihren Blockhütten, Schinkels italienische Villen, das Chinesische Teehaus und Lennés malerische barocke Gärten.

Potsdam war ausserdem Sitz der preussischen Militärmacht. Das Bornstedter Feld, Standort des BUGA-Geländes, wurde von der preussischen Armee als Aufmarschplatz, von den Nazis für militärische Übungen genutzt. Nach dem Krieg besetzten die Sow-jets das Gelände und legten eine Reihe von Erdwällen an, um ihre Kasernen abzuschotten und zu schützen. Diese grobe und defensive Landschaft lieferte die konzeptionelle und formale Basis des Wett-bewerbsentwurfs. Sie wird nun für die Gartenschau in einen Park umgewandelt.

Anstelle eines Gewächshauses aus Glas, in der Art von Paxtons Kristallpalast (eine deutlich gegliederte Stahl-Glas-Konstruktion auf einer flachen Ebene), sollte die Infrastruktur der bestehenden Wälle erweitert werden, um ein von Ost nach West verlaufendes künstliches Tal zu bilden. Dies erfüllt die städtebaulichen Vorgaben und generiert zugleich die Form der neuen Halle. Die Herangehens-weise erlaubt die Reduktion der Gebäudehöhe, in dem es in den Boden eingeschnitten, und die ausgehobene Erde für den Bau der neuen Wälle genutzt wird. Die Ausgrabung schafft ein Gebäude, das massstäblich den bestehenden Erdhügeln entspricht und die Kon-kurrenz mit den historischen Wahrzeichen, dem Pfingstberg und dem Ruinenberg, vermeidet. Die durch die aufgeschütteten Wälle der Biosphäre entstehende Achse stellt eine visuelle Verbindung mit dem Pfingstberg her.

Die neu aufgeschütteten Wälle formen eine wirtschaftliche Umfas-sung der Halle. Sie sind mit unterschiedlichen Materialien verklei-det, aus Pflanzen und Blumen im Süden, aus Holzstämmen und Beton im Norden. Die Erdwälle wurden ausgehöhlt und eingeschnit-ten, um Tageslicht ins Innere zu holen und Blickbeziehungen zum benachbarten Park zu ermöglichen. Sie schaffen Räume für das Re-staurant und die Bar und dienen zur Unterbringung der Gebäude-technik.

Die fortlaufende Bodenebene der Hallenwälle bildet einen 200 Meter langen Raum, der von einer Stahl-Glas-Vorhangfassade gefasst und von einem Flachdach aus vorgefertigten Betonträgern, mit Ober-lichtern aus Glas, bedeckt wird. Über eine grosse Betonrinne an seinem südlichen Rand leitet das Dach Regenwasser in eine zentrale Zisterne, wo es zur Befeuchtung des Inneren der Biosphäre benutzt wird. Der zentrale, gefasste Garten ist von zwei Ankerpunkten ge-rahmt, vom Eingangsfoyer und der Laborebene im Osten, und von der Orangerie im Westen.

Im Frühjahr 2002 wird die Halle als Cinemax Biosphäre eröffnet und als kommerzielle Attraktion in Form eines botanischen Gartens betrieben. Besuchergruppen bewegen sich, nachdem sie die Karten-schalter passiert haben, zu einem Foyer, das durch einen Aufzug und einen Tunnel mit der tiefstgelegenen Stelle des zentralen Garten-raums verbunden ist. Mehrere Wege führen zickzackförmig über eine geneigte Fläche nach oben, unter einem transluzenten Wasser-bassin vorbei. Dieses filtert Licht in den darunterliegenden Raum, der als Kinosaal genutzt werden wird. Eine Rampe führt zur Ober-seite des Wasserbassins, wo sich der Weg über eine hölzerne Hänge-brücke fortsetzt, um das östliche Ende der Laborebene und ein Geschäft zu erreichen. Eine zentrale Treppe beendet den Besucher-parcours und führt zum Foyer zurück. Das Dach ist mit farbigen Steinen und Oberlichtern bestückt.

Eine mit Schiefer verkleidete Wand bildet eine Klippe, die den Ein-gangsbereich vom zentralen Garten trennt. Die Geometrie der Halle evoziert natürliche geologische und organische Gegebenheiten. Der Boden des Gartens und die Wasserbassins werden mit tropischen Bäumen und Pflanzen überdeckt.

In conjunction with the advent of the Federal Horticultural Show in April 2001 the City of Potsdam organized a competition for a Flower Pavilion, to be used subsequently as a Biosphere. It is intended that this building be the highlight of the Garden Show, which will occur at various venues around the city. The project is a collaboration between the City of Potsdam and the Cinemax movie theater company which, after the close of the Garden Show, will rent the pavilion and run it as a commercial attraction for the next 20 years.

The site lies in Potsdam near Frederick the Great's palace of Sanssouci. Historically Potsdam has been home to a collection of exotic gardens and architectures represented by the Dutch quarter, the Russian colony of log houses, Schinkel's Italian villas, the Chinese Tea House and Lenné's picturesque and baroque gardens.

Potsdam was the seat of Prussian military power. The Bornstedter Fields, where the site is located, was used as a parade ground for the Prussian military, then later by the Nazis for military exercises. After the war, the Soviets occupied the site and criss-crossed it with a series of eathern bearms to enclose and protect their barracks. This raw, defensive landscape provided the conceptual and formal basis for the competition proposition. It is now being transformed into a park for the Horticultural Show.

Rather than providing a glass greenhouse, similar to Paxton's Crystal Palace (an articulated glass and steel structure lying on a flat ground plane), the intention was to extend the infrastructure of the existing earth mounds to form an artificial valley running east-west, fulfilling the urban planning requirements while generating the form of the new pavilion. This approach allowed the reduction of the overall height of the building by cutting into the ground plane and then using the displaced earth for construction of new berms. The excavation produced a building in proportion to the existing earth mounds and prevented it from competing with the historical monuments: Pfingstberg and the Ruinenberg. The axis produced by the bermed walls of the Biosphere generates a visual alignment with the Pfingstberg monument.

The newly constructed berms provide an economical material for enclosure of the Pavilion. They are veneered with various materials, including plants and flowers on the southern exposures and wood logs and concrete on the north. The earthen berms are carved to allow gaps for daylighting of the interior, to provide views to the adjacent park, to generate spaces for the restaurant and bar, and to house service spaces.

The continuous ground plane forming the berms of the pavilion shape a 200 meter long space which is simply enclosed by a steel and glass curtain wall and covered by a flat roof of pre-cast concrete beams upon which sit glass skylights. The roof collects rain water in a large concrete gutter at the south edge which is brought to a central cistern where the water is used to humidify the Biosphere's interior. The central enclosed garden space is framed by two anchor points, the entrance foyer and lab level on the east end and by the Orangerie on the west.

In Spring 2002 the pavilion will open as the Cinemax Biosphere and will function as a commercial attraction in the form of a botanical garden. After passing the ticket foyer, groups move to a pre-show area connected by elevator and tunnel to the lowest position within the central garden space. A series of paths zigzag up the slope from this space, passing under a translucent water basin, filtering light to the space below, which will be used as a theater. A ramp leads to the upper surface of the water basin where the path continues over a suspended wood bridge, arriving back to the east end at the lab level and a shop. A central stair completes the loop by connecting to the foyer. The roof is clad in colored stones or skylights.

A slate-clad wall forms a cliff which separates the foyer area from the central garden. The geometry of the hall is intended to abstract and suggest natural geological and organic conditions. The floor of the garden and water basins will be covered in tropical trees and plants.

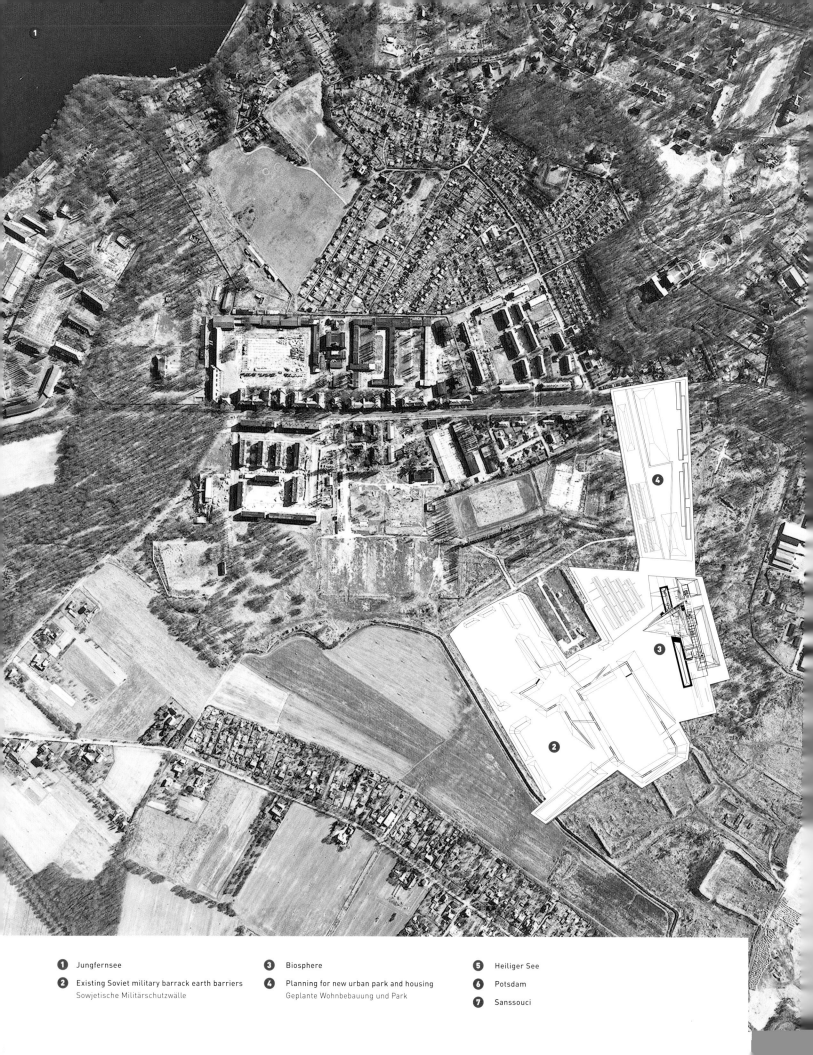

1 Jungfernsee

2 Existing Soviet military barrack earth barriers
Sowjetische Militärschutzwälle

3 Biosphere

4 Planning for new urban park and housing
Geplante Wohnbebauung und Park

5 Heiliger See

6 Potsdam

7 Sanssouci

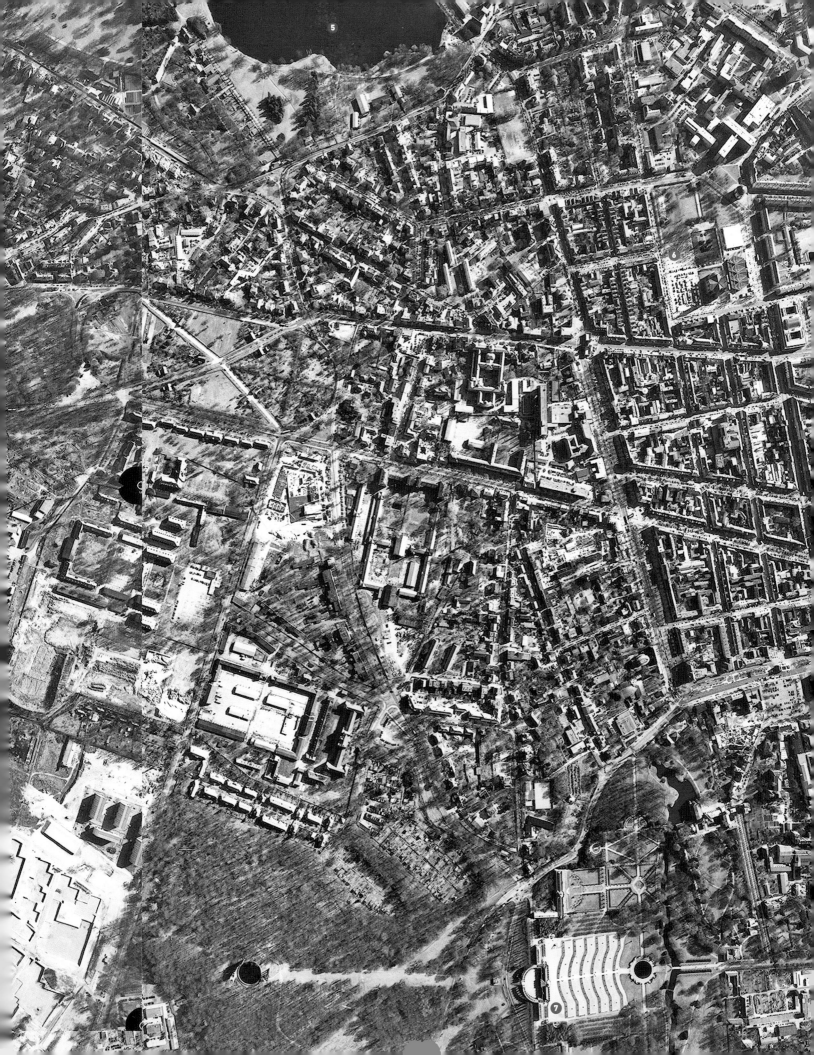

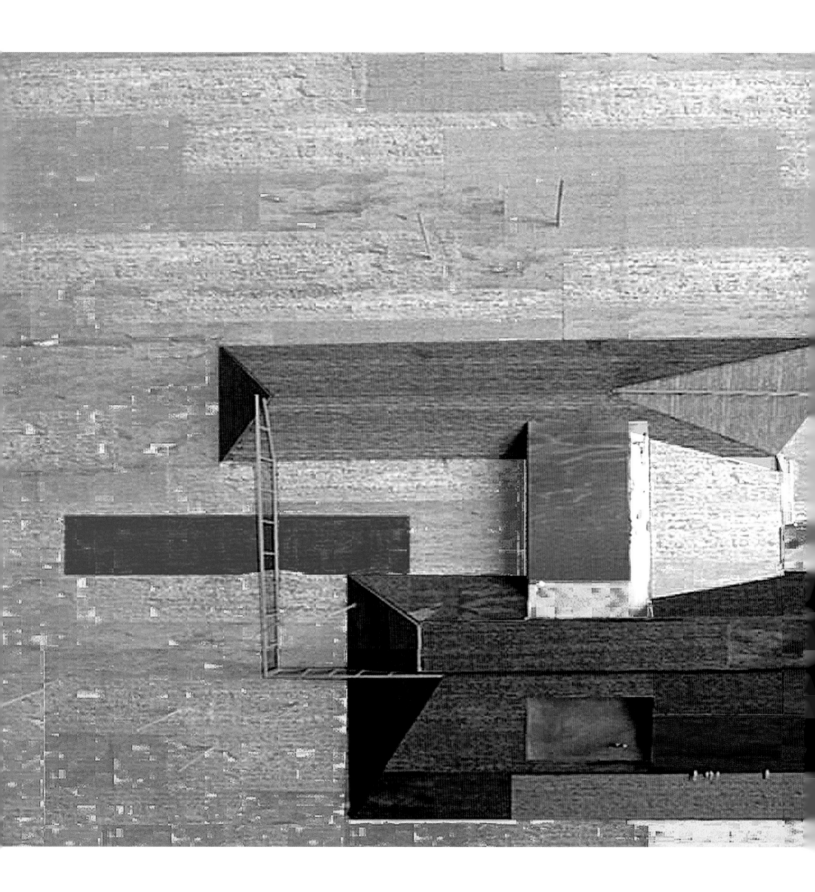

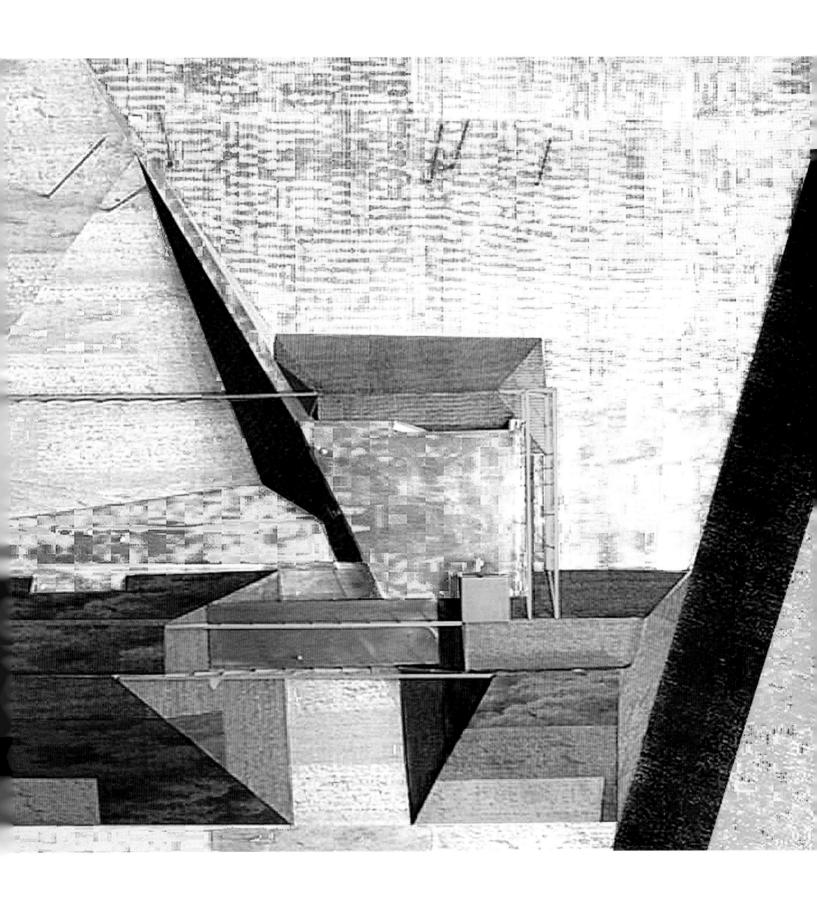

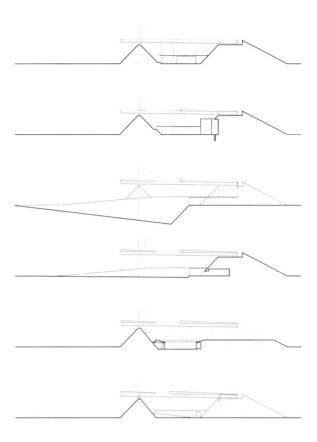

Cross sections | Querschnitte

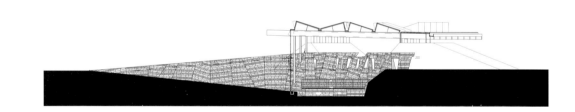

Cross section at cliff wall | Querschnitt durch Schieferklippe

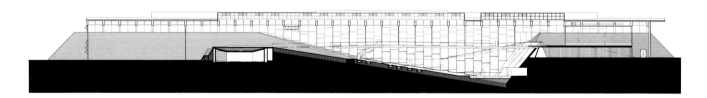

Long section | Längsschnitt

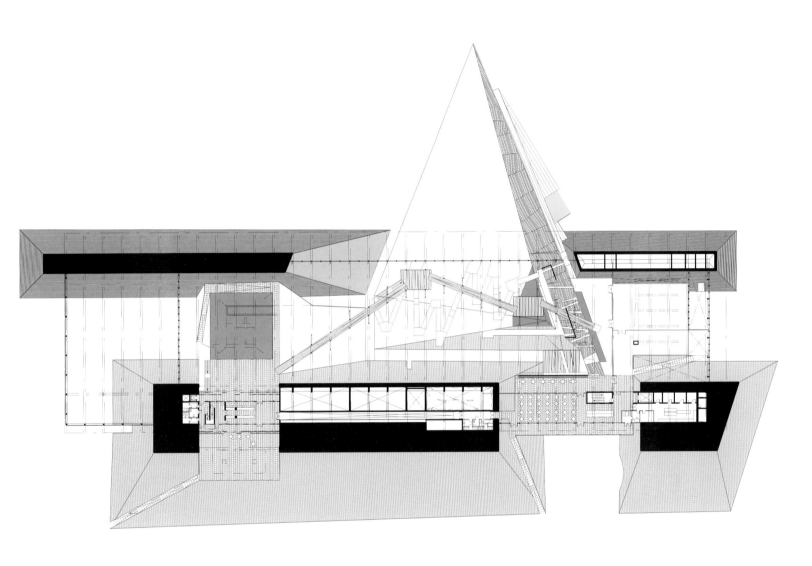

Ground floor plan | Grundriss Erdgeschoss

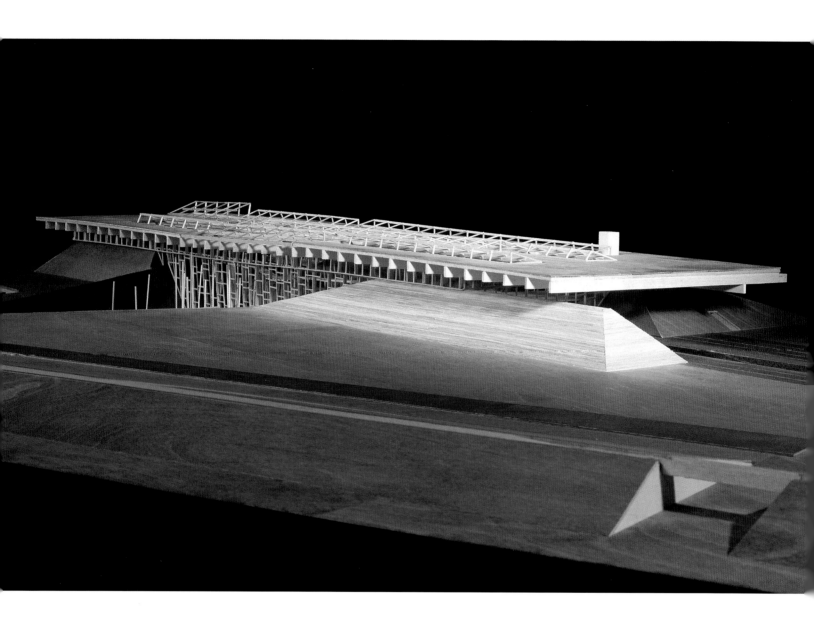

above | oben
Model, view from north-west
Modell, Blick von Nordwesten

below right | rechts unten
Section model through events garden
Schnittmodell durch Naturerlebniswelt

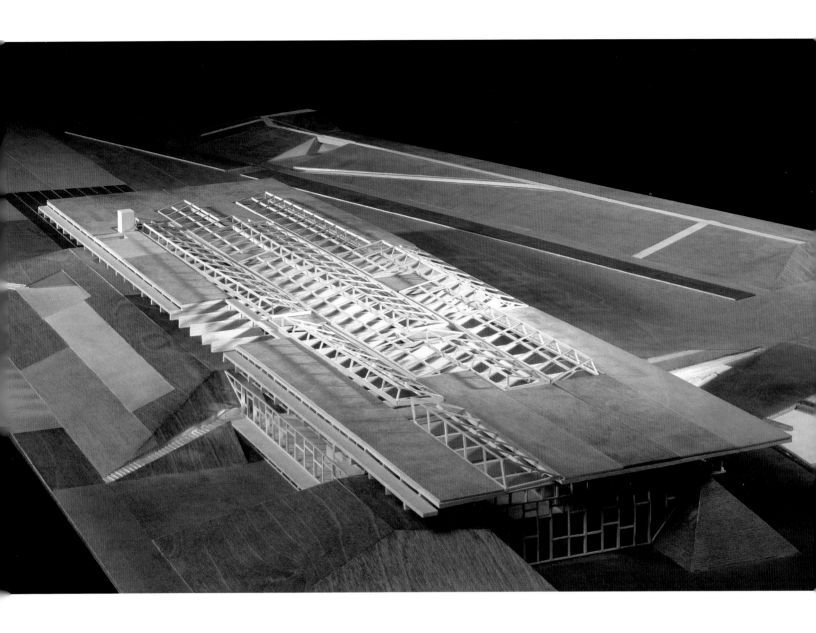

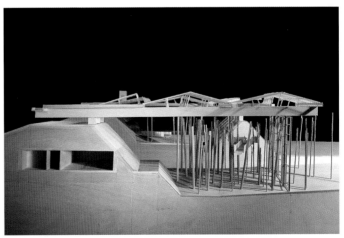

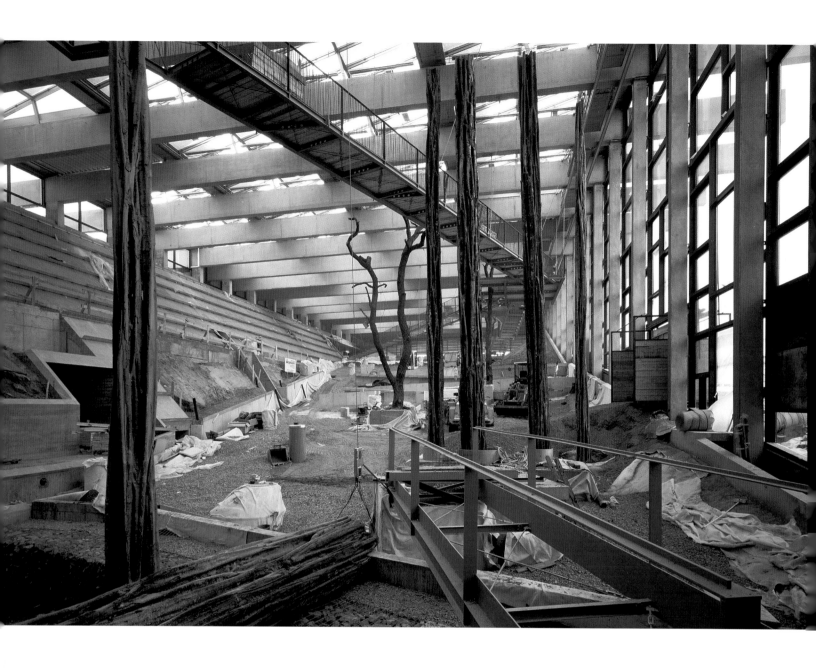

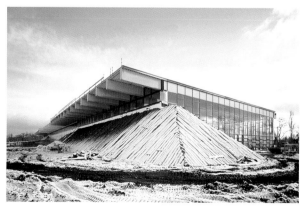

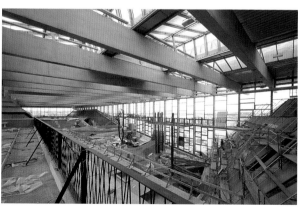

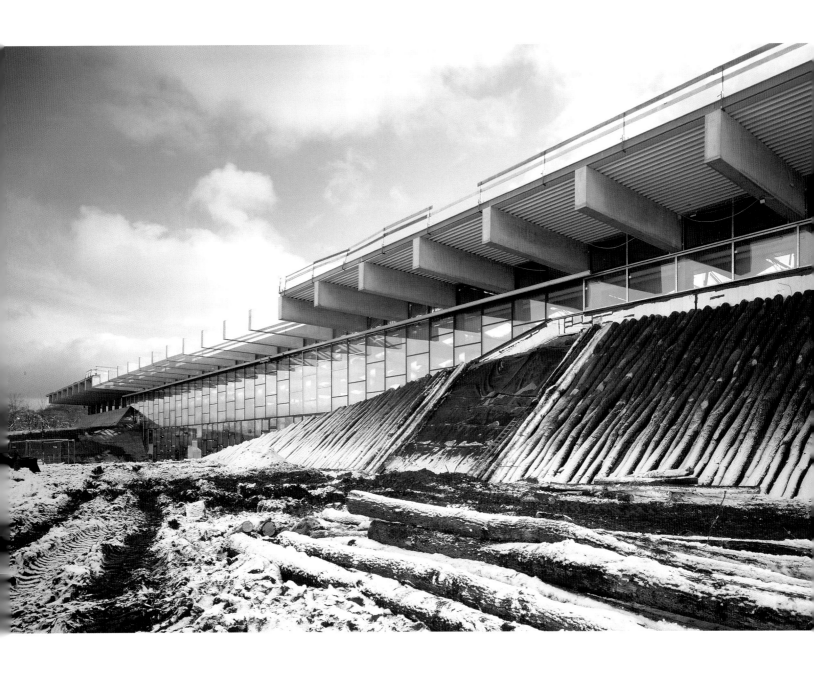

left | links
View from the restaurant
Blick vom Restaurant

top left | oben links
Interior under construction, walkway across event garden
Innenansicht, Bauzustand, Steg über der Naturerlebniswelt

top | oben
North facade
Blick von Nordwesten

Gründerzentrum mit Büros und Werkstätten
Start-up Offices and Shops
Grüsch, Schweiz | **Switzerland** 2001

Das 3.500 qm grosse Zentrum liegt in einem hochgelegenen Alpental zwischen Landquart und dem Skiort Davos in Graubünden. Diese Landschaft ist in den tieferen Lagen von Landwirtschaft geprägt, während die höheren Lagen, umgeben von Bergen und Gletschern, von Skipisten, Wald und Bergdörfern gekennzeichnet sind. Die Talsohle bei Grüsch ist der landwirtschaftlichen und industriellen Nutzung vorbehalten. Robert Maillarts berühmte Betonbrücke in Schiers ist nicht weit entfernt. Das Bauprogramm umfasst Werkstätten, Büros, Besprechungsräume, ein Café und eine Küche. Das neue Gebäude ist ein freistehender Pavillon, der durch einen Tunnel mit der bestehenden Fabrik für elektrische Werkzeuge verbunden ist.

Der Entwurf ist von der Geschichte der Schweizer Ingenieurbaukunst inspiriert. Einige der besten Beispiele Schweizer Bautätigkeit der lezten 100 Jahre – Tunnel, Brücken, Stützmauern, Lawinensperren, Strassen und Infrastruktur für den Skitourismus – wurden als Antwort auf die radikalen Bedingungen der schweizerischen Alpentopografie entwickelt. Das Projekt greift die tektonische Sprache der örtlichen Ingenieurbaukunst auf.

Das Gebäude besteht aus einem Betonkern mit vorgespannten, auskragenden Dachterassen. Der Beton ist entweder als Sichtbeton, dem man die verspringende, glatte Schalung ablesen kann, oder, im Falle der Stützmauern, als Waschbeton belassen. Die oberen Büroetagen sind mit örtlichem Lärchenholz verkleidet, das rotbraun lasiert ist. Aussenliegende Dachflächen sind mit Wildblumen bepflanzt. Die Betonflächen der Eingangsbrücke zeigen den Abdruck von Tannenzweigen. Dieser Raum wird von den auskragenden Volumen der darüberliegenden Büros überdacht. Die angrenzenden Talwiesen mit Gras und Blumen falten sich in die geneigten Rampenräume hinein, die mit Gletschergeröll bestückt sind, das auf dem Gelände gefunden wurden.

Ausgangspunkt für das ganze Gebäude ist eine ausgeschachtete, breite Rampe, die Licht und Zugang in die tiefer gelegene Tunnel- und Caféebene bringt. Dieser Einschnitt liegt parallel zum Tal und reduziert die Gebäudehöhe, wie von den Bauvorschriften gefordert. Der Einschnitt wird von den Erdgeschossflächen mit Werkstätten und dem Eingangsbereich überbrückt. Das oberste Gebäudevolumen besteht aus zwei Etagen mit Büroräumen.

This 3,500 square meter facility is sited in a high alpine valley between Landquart and the ski resort Davos in the Canton of Graubünden. Its landscape is characterized by agricultural cultivation at the lower elevations with ski areas, forestry, and mountain villages ringed by peaks and glaciers in the higher country. The valley floor near Grüsch is zoned for agricultural uses and industry. Robert Maillart's famous concrete bridge in Schiers is close by. The program includes machine shops, offices, conference rooms, a cafeteria, and kitchen. The new building is a free standing pavilion with a tunnel connecting to the existing factory which manufactures electrical hand tools.

The building is inspired by Swiss engineering. Some of the best examples of Swiss building in the last 100 years – tunnels, bridges, retaining walls, snow fences, roads, and ski industry infrastructure – have been developed in response to the radical nature of alpine topography. This project attempts to synthesize the tectonic vocabulary of local engineering.

The building consists of a concrete core with pre-stressed cantilevered roof decks. Concrete is finished either as an off-set smooth formwork or, in the case of the retaining walls, with an exposed gravel aggregate. The upper level floors are clad in a local larch wood stained red-brown. Roof surfaces serve as flower boxes planted with wild flowers. The concrete surfaces of the entry bridge are embossed with the impressions of pine boughs. This space is covered by the cantilevered volume of the offices above. The adjacent valley meadows of grass and flowers fold into the sloped ramp spaces which are studded with glacial stones found on site.

The building is organized by the excavation of a wide ramp bringing light and access to the lower level of the tunnel and cafeteria. This cut parallels the valley floor and enables the building to be reduced in height in observation of planning ordinances. The cut is then bridged by the ground floor of workshops and entry lobby. The final upper volume consists of two floors of office space.

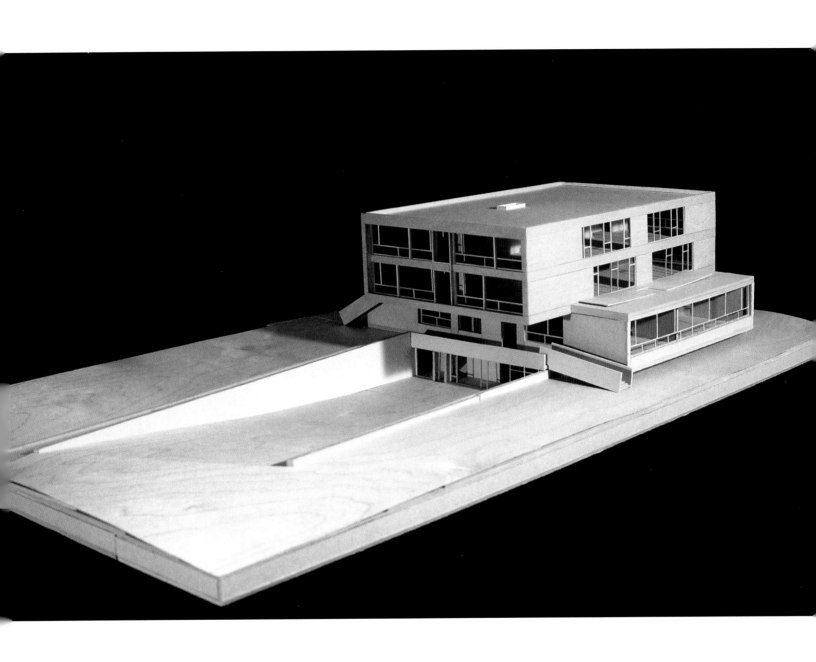

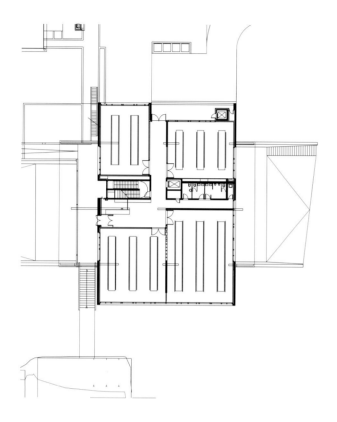
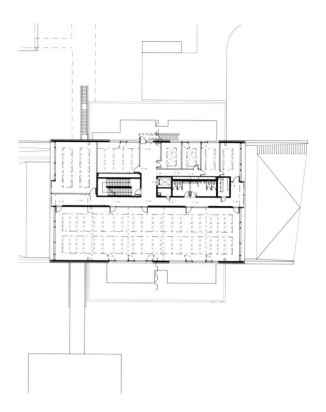

Plans of ground floor (left) and upper floor (right)
Grundrisse Erdgeschoss (links) und Obergeschoss (rechts)

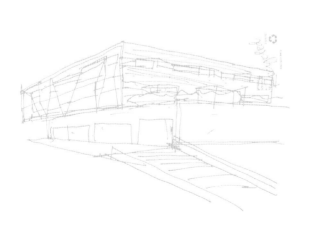
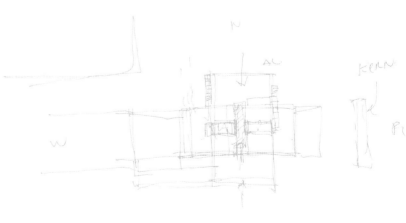

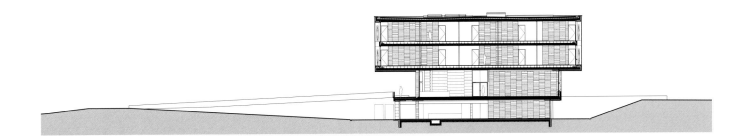

Site section | Gelände Querschnitt

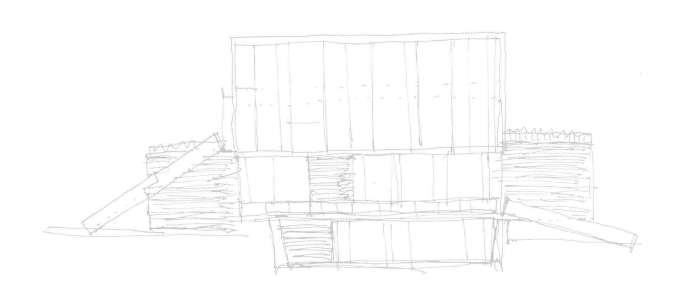

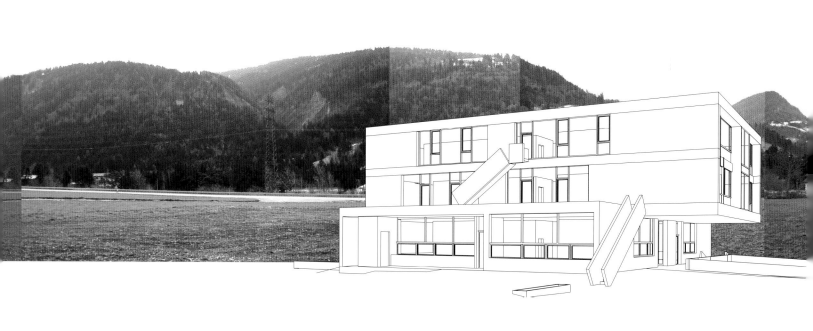

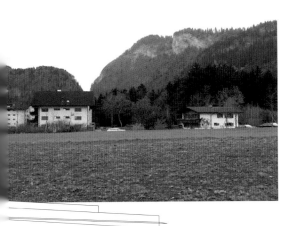

Views from west and north | Perspektive von Westen und Osten

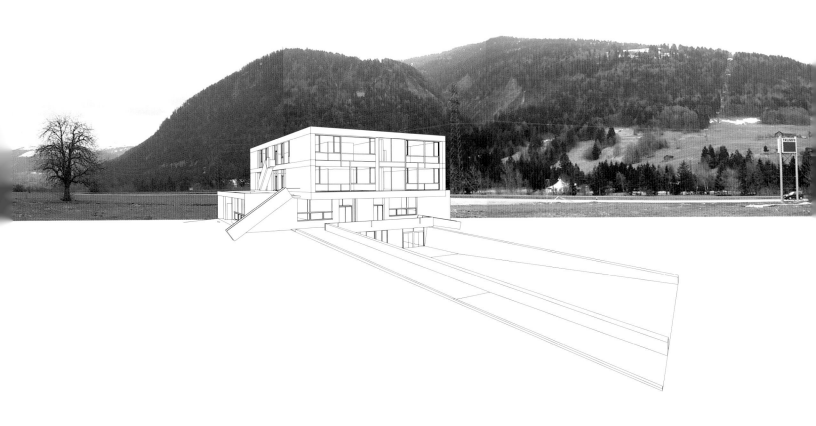

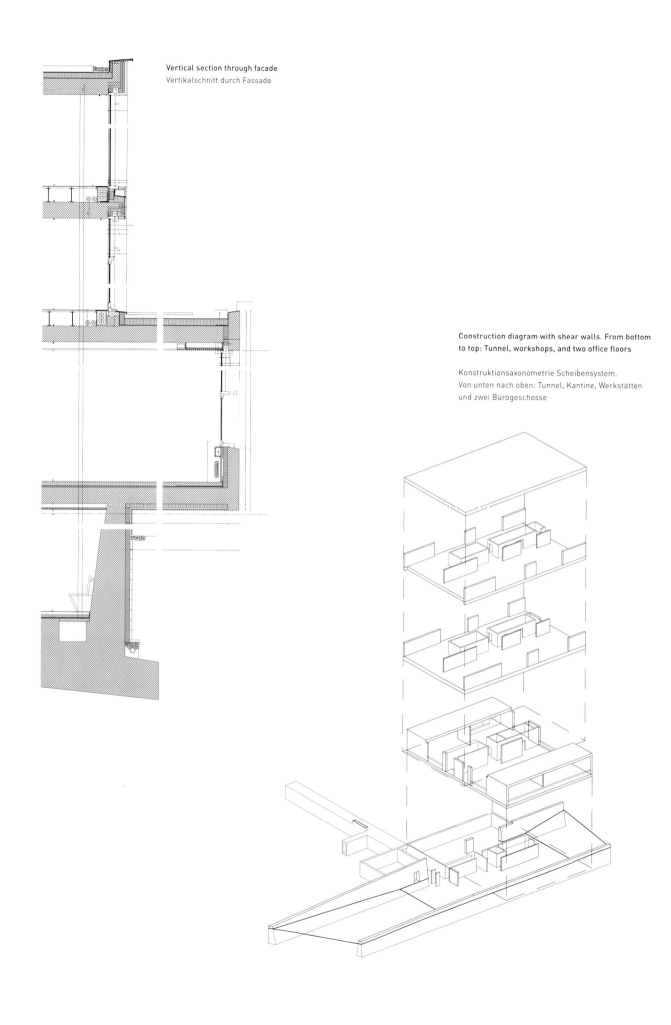

Vertical section through facade
Vertikalschnitt durch Fassade

Construction diagram with shear walls. From bottom
to top: Tunnel, workshops, and two office floors

Konstruktionsaxonometrie Scheibensystem.
Von unten nach oben: Tunnel, Kantine, Werkstätten
und zwei Bürogeschosse

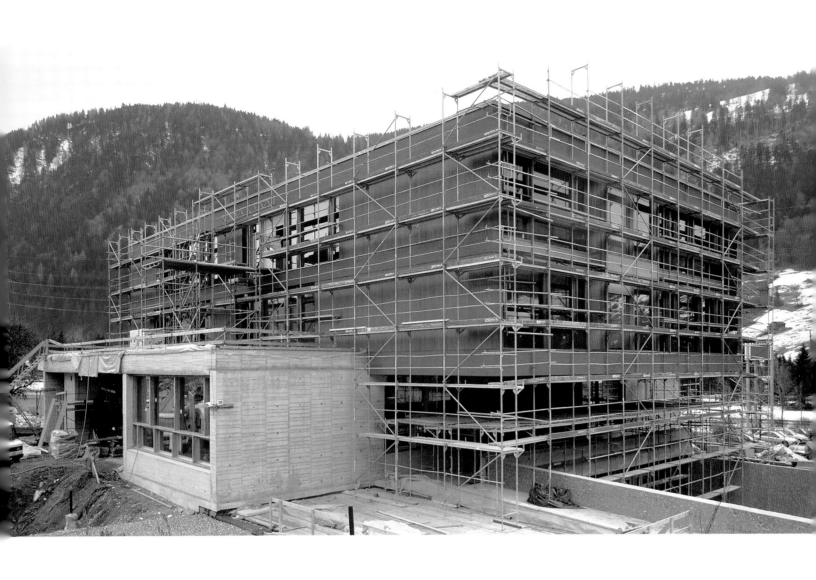

Erweiterung Trumpf-Fabrik
Addition to the Trumpf Factory
Baar, Schweiz | **Switzerland** 2002

Die Erweiterung der Maschinenfabrik zur Metallblechverarbeitung umfasst 7.300 qm. Das bestehende Fabrikgebäude fügt sich in die kompakte Blockstruktur eines nach einem Masterplan errichteten Gewerbeparks ein. Der gesamte Gebäudekomplex ist gegen eine im Süden liegende, steil ansteigende Weide gesetzt. Der Erweiterungsbau passt sich der Hanglage an und verhält sich wie eine Kommode, deren Schubladen entsprechend dem Gefälle teleskopartig ausfahren. Diese Strategie nimmt Bezug auf die sichtbar geschichtete Geologie des Grundstücks und lässt verschiedene Massstäbe, die den unterschiedlichen Nutzungen entsprechen, zu. Bei zukünfigen Erweiterungen nach Norden kann die Teleskop-Strategie umgekehrt werden. Der erste Bauabschnitt umfasst eine grosse Produktionshalle, einen Büroblock, und einen Treppenturm. Technikräume, auf einer tieferen Ebene in den Berg hineingebaut, bilden eine Stützmauer. Der schmale Raum zwischen den neuen Büros und den bestehenden Fabrikationshallen bildet den Eingangsbereich und den Gebäudekern. Das Volumen des Büroblocks schiebt sich in das grössere Volumen der Maschinenhalle hinein, und formt dort ein Zwischengeschoss mit Büros, die die Hallen überblicken. Diese Büros nutzen das Dach des Bürotrakts als Garten.

Die Erweiterung besteht aus einem Betonrahmen, der mit einem Stahldach und einem Stahlfassadensystem umhüllt ist. Die gefalteten Flächen der Fassaden haben zwei Massstäbe, einen grösseren für die Fabrikationshalle, einen kleineren für den Bürotrakt. Die Fassaden werden durch die Faltungen räumlich und lösen sich vom Stützenraster des Gebäudes. Der Raum zwischen Stützen und Fassade wird durchgehend als Erschliessung für die dahinterliegenden Arbeitsräume genutzt. Die Fassaden werden zwischen den beiden Stahl-Flachdächern gehalten. Die Verkleidung ist Kupfer mit Stahlfenstern in der Halle und transluzenten Glaspaneelen im Bürotrakt. Die transluzenten Paneele bestehen aus zwei Glasscheiben mit dazwischenliegendem Aluminiumwabenkern, der zusätzlich isoliert und das einfallende Licht in die Büroräume umleitet. Die Nordfassade lässt sich für zukünftige Erweiterungen leicht demontieren. Die Südfassade öffnet sich zu den Bergen. Hier liegen Büros und ein Pausenraum.

The extension adds 7,300 square meters to a factory which produces sheet metal machine tools. It is located within the compact block structure of a master planned industrial park. The entire building complex is situated against a steeply sloping meadow to the south. Adjusting to the slope, the new building works like a set of drawers telescoping down the landscape's grade. It is a strategy which both references the visibly stratified geology of the site and allows for variations of scale between program elements. The telescopic strategy can be reversed for further additions to the north. The first phase consists of a large production hall, an office block, and a stair tower. Technical spaces, built into the side of the mountain at a lower level, form a retaining wall. The slip-space between the offices and production halls is the entry lobby and building core. The volume of the office block slides into the higher volume of the machine hall forming a mezzanine with offices overlooking the halls. These offices use the roof of the office tract as a garden.

The addition consists of a concrete structural frame which is then enclosed with a steel roof and facade system. The facades are undulating surfaces in two scales, the larger for the production halls and the smaller for the office tract. They are made volumetric by these undulations and thus become detached from the grid of the building's columns. The space between the columns and the facades is consistently used for circulation with work areas behind. The facades are held within the planes of the two simple flat steel roofs. Cladding is copper with steel windows for the halls and steel windows with clear and translucent glass panels for the office tract. The translucent panels are two layers of glass sandwiching an aluminum honeycomb core that gives additional insulation and deflects light into the office spaces. The north elevation is easily demountable to facilitate future expansion. The south elevation opens up towards the mountains and provides space for shop offices and a break room.

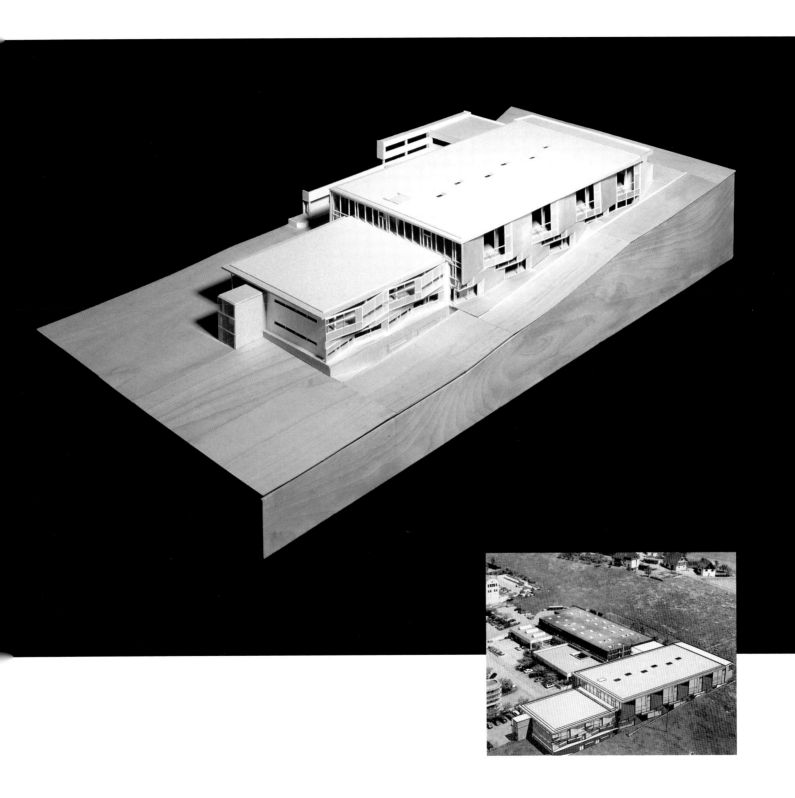

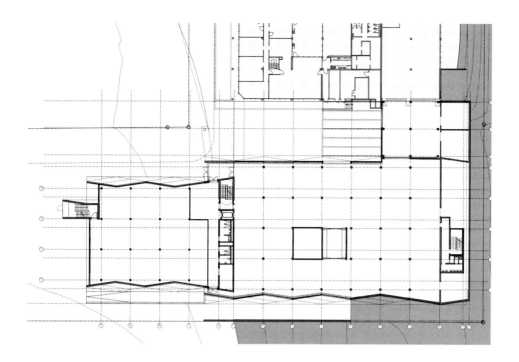

Ground floor plan | Grundriss Erdgeschoss

Series of vertical sections through production hall facade
Vertikalschnitte durch die Fassade der Montagehalle

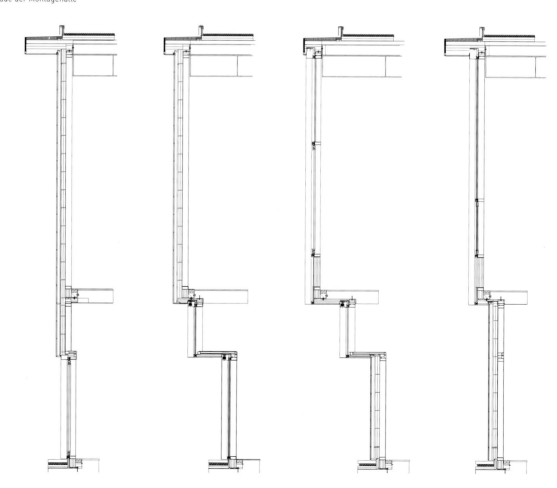

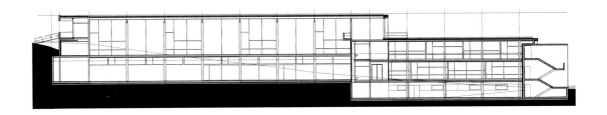

Long section | Längsschnitt

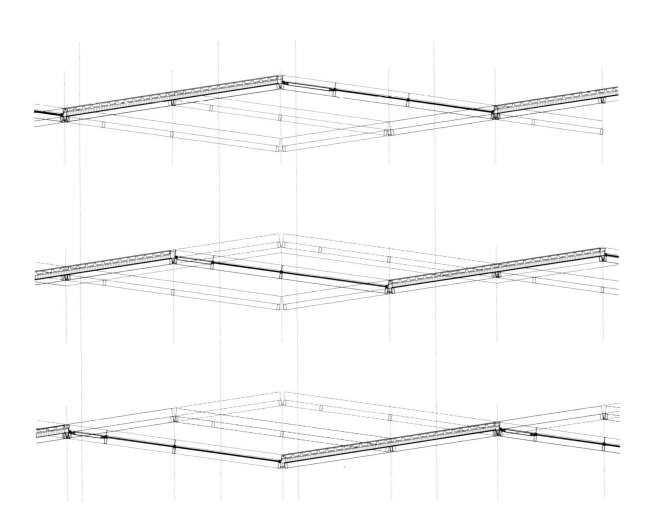

Series of plans of the production hall facade
Horizontalschnitte durch die Fassade der Montagehalle

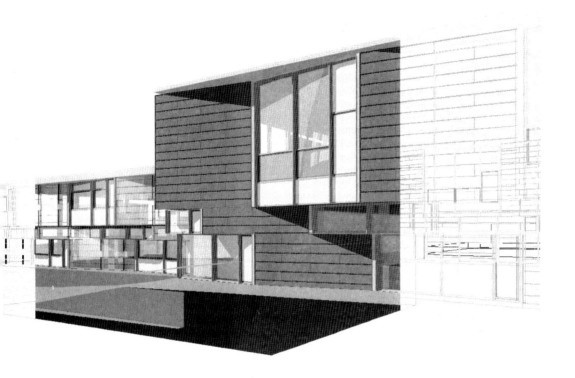

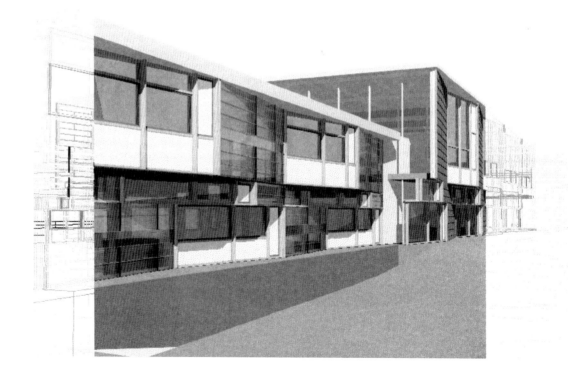

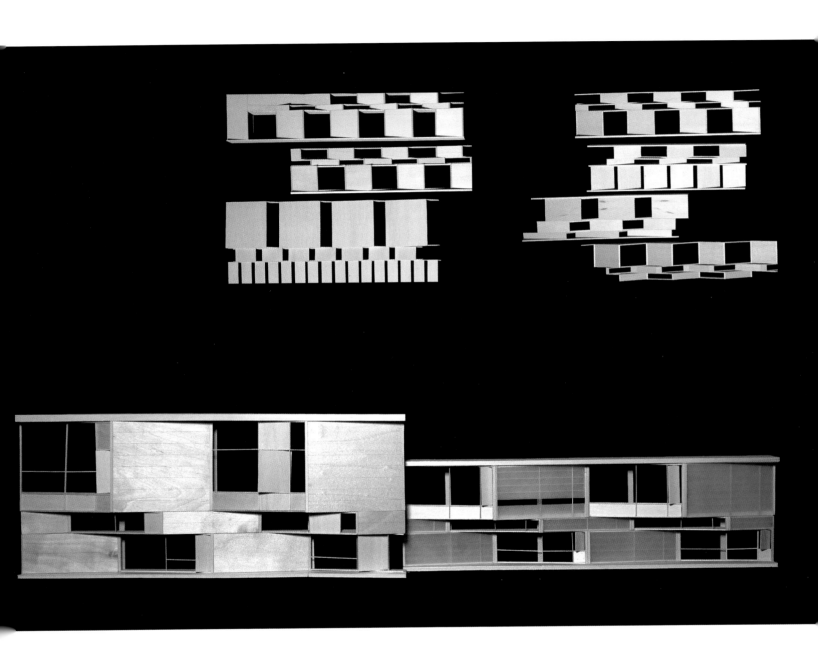

Facade studies | Fassadenstudien

Umbau einer Wohnung
Apartment Renovation
Berlin 1999

Die Wohnung liegt im obersten Geschoss eines sechsgeschossigen Gründerzeit-Altbaus in der Nähe des Savignyplatzes. Obwohl der ursprüngliche Zuschnitt, die Details und die Materialien erhalten waren, befand sie sich in schlechtem Zustand. Der L-förmige Grundriss gruppiert sich um das sogenannte Berliner Zimmer – ein Zimmer, das an der inneren Gebäudeecke liegt und nur vom Hof belichtet wird. Es wird hier als grosser Essraum genutzt. Ursprünglich lagen die Gesellschaftsräume zur Strasse, während Kinderzimmer und Bedienstetenräume zum Hof orientiert waren. Im hinteren Teil der Wohnung lagen die Küche und die Wendeltreppe für das Personal. Die Gesellschaftsräume sind durch Schiebetüren mit geschliffenem Glas verbunden, die in den Wänden verschwinden. Die Räume zur Strasse verfügen über Balkone.

Die erste Massnahme beim Umbau der Wohnung war die Neupositionierung der Funktionen, um den neuen Wohnanforderungen gerecht zu werden. Um das Berliner Zimmer und die anderen öffentlichen Räume leichter zu bedienen, wurde die Küche von hinten nach vorne verlegt. Und um zusätzliches Licht in das Berliner Zimmer zu bringen, wurde eine Öffnung auf der Höhe der Arbeitsfläche in die Wand geschnitten. Ein grosses Badezimmer wurde neben die frühere Personaltreppe gelegt, und aus der ehemaligen Küche wurde ein Gästezimmer mit Bad. Die drei vorderen Zimmer wurden durch das Entfernen einer Wand zu zwei Räumen gemacht. Ziel dieser Veränderungen war, die zellenartige Raumaufteilung des ursprünglichen Grundrisses durch Licht und die Verbindung zwischen den einzelnen Räumen zu transformieren.

Sämtliche vorhandenen Details – Beschläge, Türen, Parkett und Fenster – wurden erhalten. Wo Wände weggenommen wurden, wurde eine neue Architektursprache verwendet. Im Flur, zu den Schlafzimmern hin, wurde eine neue Wand aus Stahl, transluzentem Glas und Birkenholz eingesetzt. Schiebetüren bilden ein integrales Element dieses Systems. Wanddurchbrüche oder grosse neu entstandene Öffnungen wurden durch Stahlelemente markiert. Die Küche hat einen Boden aus industriellem Magnesiumestrich, Arbeitsflächen aus Edelstahl mit Birkenholzkanten, und Schranktüren aus Aluminium. Die drei neuen Badezimmer sind mit Glasmosaiksteinen gefliest, die Ablagen bestehen aus grauem Balastino-Stein.

Located near Savignyplatz on the top floor of a six story pre-war Jugendstil building, the apartment was in poor condition even while the original layout, details and finishes remained intact. The L-shape plan focuses on a room known as the Berliner Zimmer or Berlin Room, a room in the corner of the building that is lit from the courtyard only, here a large dining space. Historically the public rooms faced the street with children's rooms and servant quarters facing the central courtyard. At the rear was the kitchen and the spiral service stair. The public rooms are linked by etched glass sliding pocket doors. The rooms on the street open to balconies.

The first strategy in re-planning the apartment was to relocate functions to facilitate new living requirements. The kitchen was moved from the back of the apartment to the front so that it could easily serve the Berliner Zimmer and the other public rooms. Between the new kitchen and the Berliner Zimmer, a large opening was cut at counter height into the wall. A large master bath was built next to the service stair with the old kitchen space becoming a guest bedroom with bath. The front three rooms became two with the removal of an existing wall. An overriding goal for all of these changes was to transform the cellular room making of the original plan by allowing light and access between spaces.

All historical detailing, hardware, doors, parquet flooring and windows were maintained and restored. When walls were removed a new architectural vocabulary was employed. In the rear corridor servicing the bedrooms, a new wall of steel, translucent glass and birch plywood was installed, with sliding doors as an integral part of the system. Where large apertures were made or walls removed, large scale steel elements were used. The new kitchen received an industrial magnesium cement floor. The built-in counters are stainless steel with exposed birch edges. The cabinet doors are aluminum. The three new bath areas are tiled in a glass mosaic and the counters are a gray balastino stone.

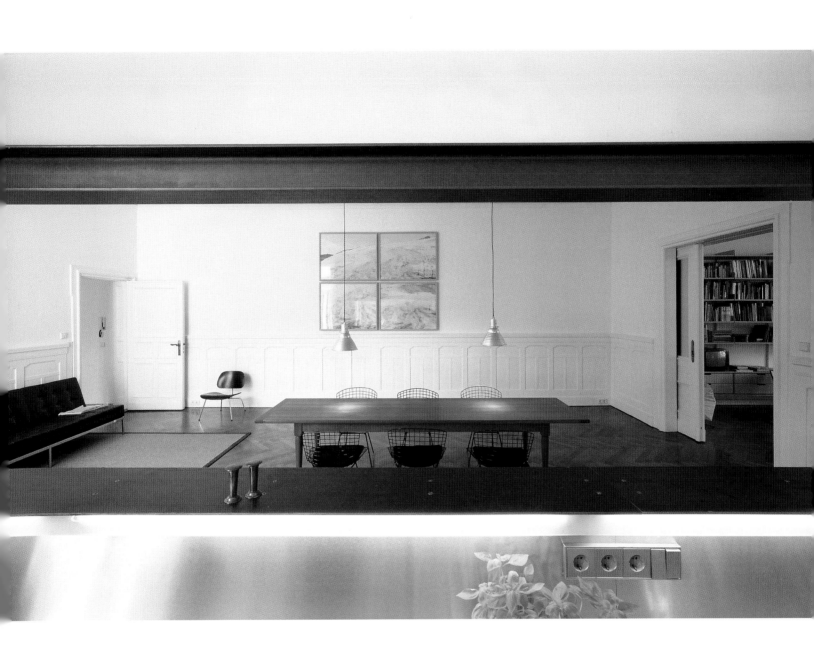

View from the kitchen to Berliner Zimmer | Blick von der Küche in das Berliner Zimmer

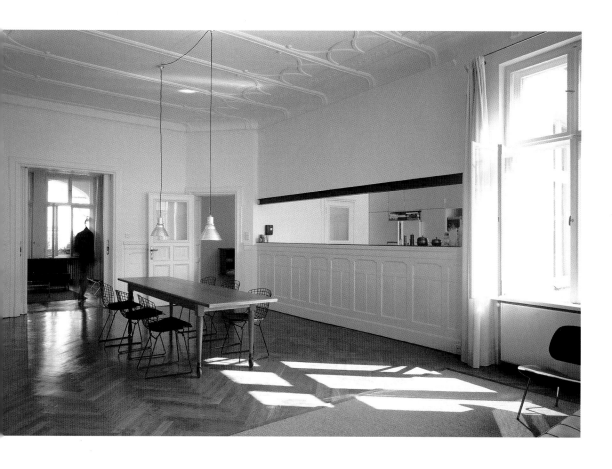

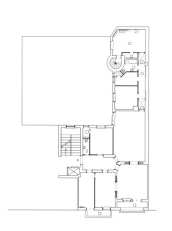 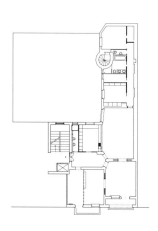

Floor plan before and after the intervention
Grundriss vor und nach dem Umbau

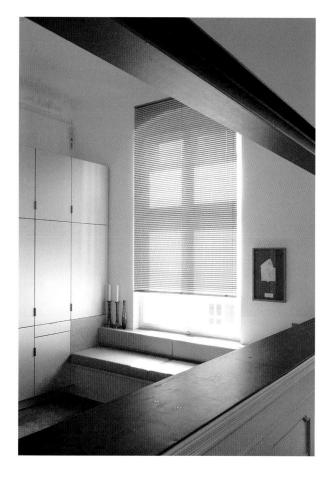

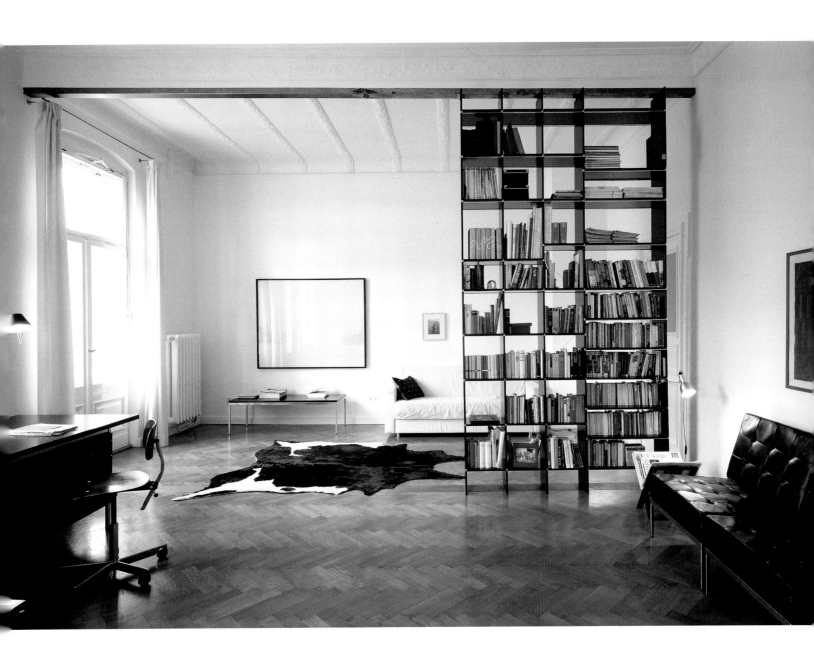

left | links
Kitchen counter and bench
Durchreiche und Küchenbank

above | oben
Office and living space are located in the rooms toward the street
Arbeits- und Wohnzimmer liegen zur Strasse

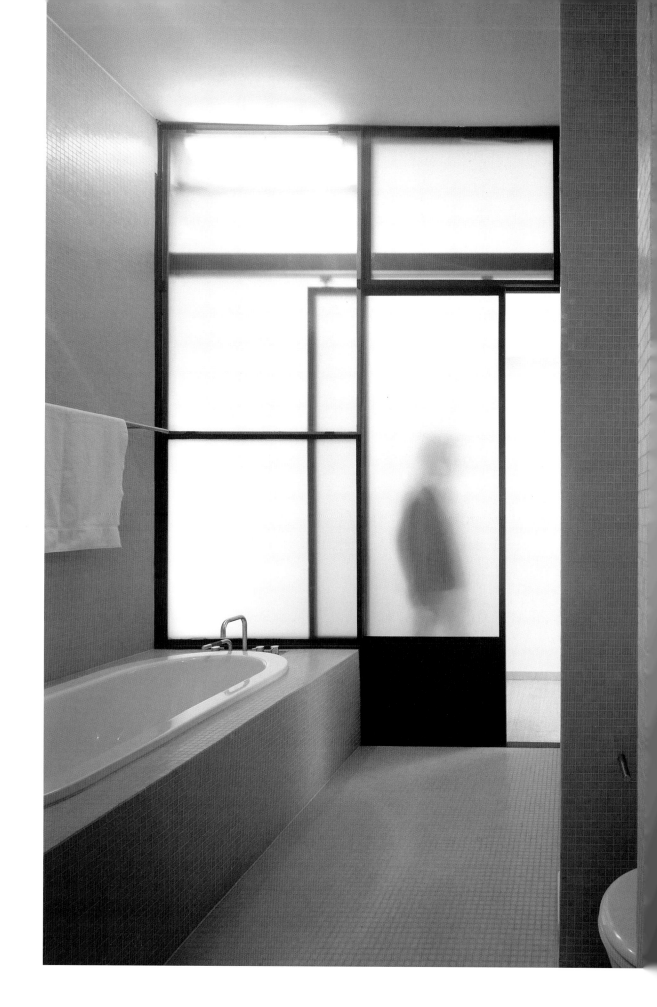

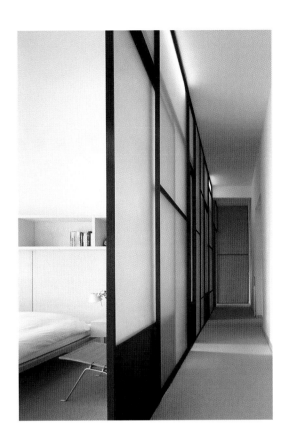

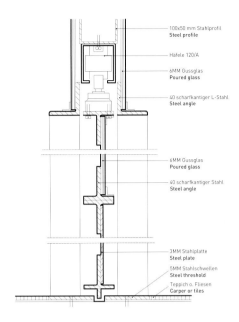

100x50 mm Stahlprofil
Steel profile

Häfele 120/A

6MM Gussglas
Poured glass

40 scharfkantiger L-Stahl
Steel angle

6MM Gussglas
Poured glass

40 scharfkantiger Stahl
Steel angle

3MM Stahlplatte
Steel plate

5MM Stahlschwellen
Steel threshold

Teppich o. Fliesen
Carper or tiles

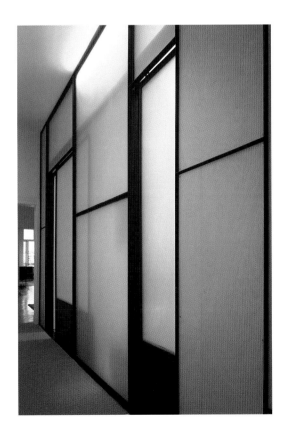

Main bathroom
Wall with sliding doors of steel, poured
glass and birch along rear corridor

Badezimmer
Die Gussglas-Stahl-Holzschiebewand im Flur

Amerikanischer EXPO Pavillion
American EXPO Pavilion

Hannover 2000

In Anlehnung an Alexis de Tocquevilles Beobachtung von vor rund 150 Jahren, Amerika sei eine Nation von Menschen, die im allgemeinen "das Praktische und Nützliche dem Theoretischen oder Abstrakten" vorziehen, will der Entwurf kein Denkmal amerikanischer Leistungen sein. Vielmehr soll der Pavillon Veranstaltungen ermöglichen, die Amerika von seiner besten Seite zeigen: bescheiden, selbstbewusst, zurückhaltend und verschiedenartig. Das Ziel war, amerikanische Kultur und Leistung nicht als ein absolutes Modell für die Welt darzustellen, sondern einen Blick auf eine Lebensart zu bieten, die mit anderen verwandt, aber eben auch unverwechselbar ist. Dieser Vorschlag zieht Wahlfreiheit und Faszination dem Dogma vor.

Die unverblümte Herangehensweise hilft eine Architektur zu definieren, die der Vielfalt an Information und Veranstaltungen, die sie unterbringen soll, Platz bietet, anstatt zu versuchen, ein Symbol für alles Amerikanische zu werden. Die Architektur soll eine flexible und dienende Struktur bilden, die sich aber auch wieder in der Collage von Licht, Bild und Information auflöst. Sie soll einen Ort schaffen, an dem populäre und gehobene Kultur dicht nebeneinander fruchtbar koexistieren können.

Im Gegensatz zum europäischen Platz organisiert sich der öffentliche Raum in den Vereinigten Staaten um die Main Street, die Hauptstrasse einer Stadt, oder in den letzten Jahrzehnten um die in sich geschlossene Shopping Mall, dem Einkaufszentrum. Der Entwurf verwendet die städtische Hauptstrasse als Organisationsstruktur des temporären Pavillons. Der Pavillon ist in zwei überdachte Strassenfronten geteilt.

In Übereinstimmung mit den amerikanischen Siedlungsformen temporärer Art (diejenigen der nomadischen nordamerikanischen Indianer, oder die Lager der Pioniere) soll auch der US-Pavillon provisorisch sein. Der Entwurf verweist auf die lange Tradition amerikanischer Holzarchitektur, von den industriellen Getreidesilos aus Holz, die lange von europäischen Modernisten beneidet wurden, bis zum von Frank Lloyd Wright entwickelten Präriehaus. In Anlehnung an die amerikanische Tradition des house-raising, der Richtfestes, bieten leichte Holzrahmen wirtschaftliche, umweltverträgliche und flexible Hüllen mit minimaler Störung der vorhandenen Situation.

Die zentrale Main Street ist nicht als Weg zu den Veranstaltungen gedacht, sondern als Veranstaltung selbst. Die Main Street soll ein Ort zum Schlendern oder Verweilen sein: auf Bänken, auf den Gras- oder gepflasterten Flächen, oder innerhalb der schattigen Rücksprünge der beiden angrenzenden boardwalks, aufgeständerter Stege.

Die beiden Ausstellungshallen, die US-Hauptausstellung und die Ausstellung der Unternehmen, Sponsoren des Pavillons, sind im Hauptgebäude am östlichen Ende des Grundstücks direkt miteinander verbunden. Wegen der grossen stützenfreien Breite von 30 Metern können die Exponate sowohl auf den hohen Ausstellungswänden oder auf den Bodenflächen selbst gezeigt werden. Die Zwischenebenen der Ausstellungshallen sind durch zwei grosszügige Rampen, die eine zickzack-förmige Bewegung durch die Räume erlauben, miteinander verbunden. Die Rampen passen sich dem Grundstücksgefälle an und ermöglichen unverstellten Einblick in die Ausstellungen. Der Pavillon ist mit leichtem, transluzentem Plexiglas verkleidet, das nachts erleuchtet werden kann, während die Innenflächen für Projektionen eingesetzt werden können.

Die Dachflächen bestehen aus tageslichtreflektierenden Membranen auf einer Unterkonstruktion aus Wellblech oder Holz. Oberlichter aus Plexiglas werden je nach Bedarf eingesetzt.

Fundamente bestehen aus punktbelasteten, gemieteten Betonpolstern unter den Zwischenebenen. Grössere Exponate brauchen eigene, unabhängige Fundamente. Stege – boardwalks – sind behindertengerecht und aus Bohlen gefertigt.

Trotz zahlreichen Versuchen, die Finanzierung für die US-amerikanische Präsentation auf der EXPO 2000 zu sichern, konnten Pavillon und Ausstellungen nicht realisiert werden. Schliesslich zog die US-Regierung ihre EXPO-Beteiligung zurück.

Recalling Alexis De Tocqueville's observation some 150 years ago that America is a nation of people who will generally prefer the "practical and useful to the theoretical or abstract" the proposal seeks to provide not a monument to American achievement but an event which shows America at its best: modest, self-confident, under-stated, and diverse. The ambition is to display American culture and achievements not as an absolute model for the world but a glimpse of a way of life both similar and distinct to others. This more realistic proposal favors choice and intrigue, not dogma.

This no-nonsense approach helps to define an architecture which will accommodate the diversity of information and events it is meant to contain rather than attempting to become a symbol for all things American. It is to be an enabling/ flexible structure which at the same time can be made ephemeral by the collage of light, image and information which its surfaces can receive. It should be a place where low culture and high culture are happy to co-exist in close proximity.

Unlike the European plaza, American public space has been oriented around the Main Street of a town or more recently the self-contained shopping mall. The design reconstitutes the main street of a town to organize a temporary pavilion. The pavilion is separated into two enclosed street fronts.

Consistent with forms of American settlement which are temporary (the nomadic American Indian or the pioneer encampment for example) the USA Pavilion is to be provisional. The proposal appeals to a long tradition of American vernacular buildings of wood from the industrial wood grain silos long envied by European modernists to the prairie houses developed by Frank Lloyd Wright. Recalling the American tradition of a house-raising, light weight wood framing provides economical, environmentally sound, and flexible enclosures with minimal interference to the existing site.

The central circulation street is proposed not as a path to the events of the exposition but as an event in itself. The Main Street is to be a place to leisurely move along or a place to hang out: either on benches on its grass/ paver surfaces or within the shaded recesses of the two bordering boardwalk spaces.

The two exhibition halls, USA Main Exhibit and the Corporate Sponsors Exhibitions are connected directly to each other in the main building at the east of the site. Because of the large free spans of 30 meters exhibition materials can be shown either on the high exhibition walls or on the floor surfaces themselves. The platforms of the exhibition spaces are connected to each other by two generous ramps which allow zigzag movement through the spaces. The ramps provide accommodation to the site's sloped ground and continuous viewing of the exhibits. The pavilion is sheathed in a light weight translucent plexiglass which can be lit at night while the interior surfaces can be used for projections.

The roof surfaces are made of a day-light reflecting membrane on a corrugated or wood under-construction. Plexiglass skylights are used occasionally where needed.

Foundations are point-loaded, rented mechanical foundations or concrete pads under the platforms. Larger exhibits are required to have their own independent foundations. Landscape surfaces are semi-porous to discourage water run-off made of grass surfaces and paving surfaces to co-exist providing semi-hard walking surfaces. Boardwalks are of elevated boards which are compatible with handicapped requirements.

Despite numerous attempts to find funds for the American presentation at the EXPO 2000, the pavilion and the exhibits could not be realized, and the American government eventually withdrew its participation.

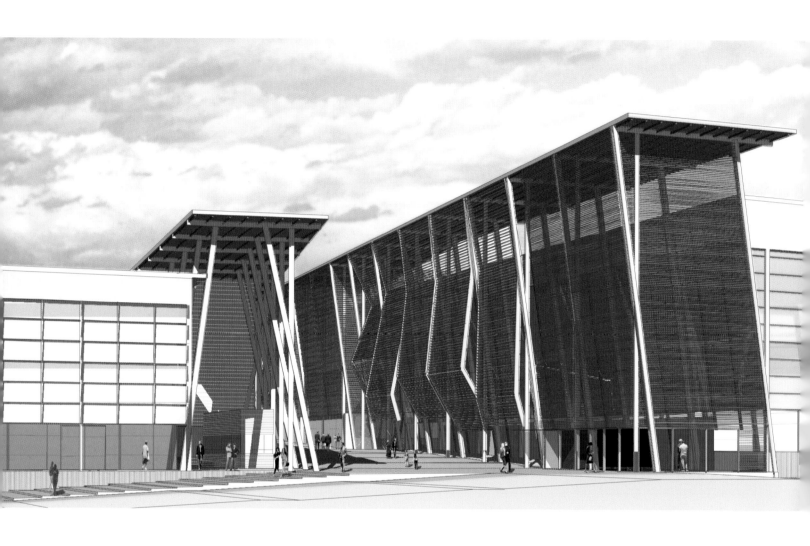

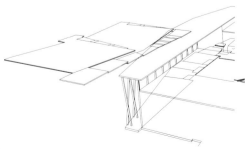

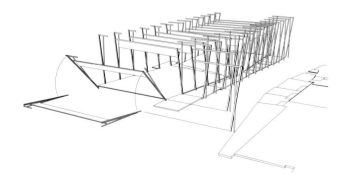

House raising sequence | Montagesequenz

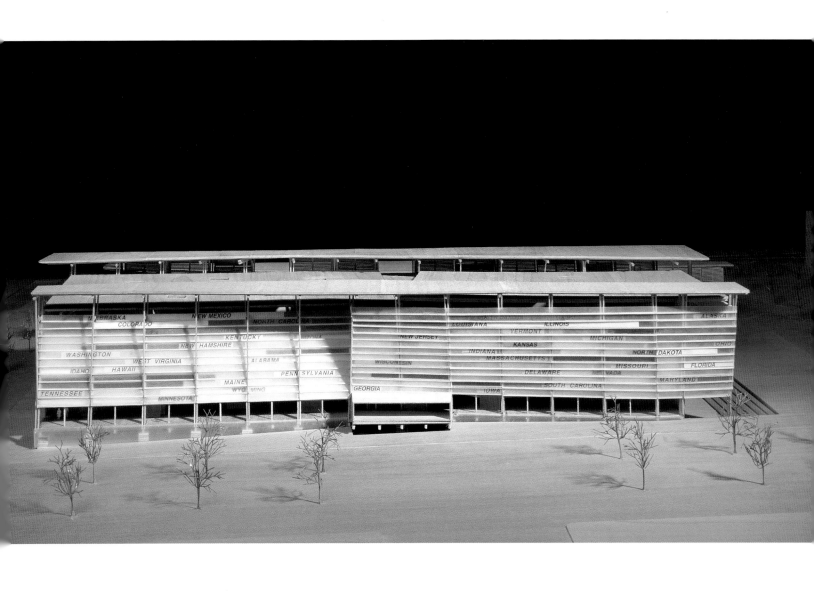

Approach view from south entrance to EXPO | Blick vom Südeingang der EXPO

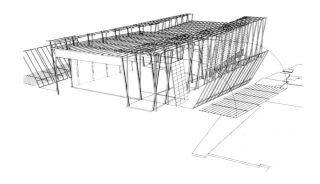

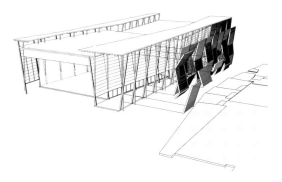

Erweiterung der Haas-Laserfabrik
Addition to Haas Laser Factory
Schramberg 2001

Auf einem zwei Hektar grossen Gelände am Stadtrand von Schramberg in Süddeutschland, wurde die Fläche der bestehenden, 3.000 qm grossen Anlage aus den 1980er Jahren verdoppelt. Die neue Laserfabrik für 60 technische Angestellte enthält Büros, Labore, Unterrichtsräume und ein Café für die Mitarbeiter. Das Grundstück ist im Norden und im Süden von Hauptstrassen begrenzt und fällt nach Norden zu einem Erdwall zur Autobahn hin ab. Neben dem Erweiterungsbau gibt es auf dem Gelände Geschäfte und Verwaltungsbauten aus den 1950er Jahren.

Mit der Erweiterung entsteht ein Innenhof mit einer neuen Terasse, an der Café und Pausenräume liegen. Das versetzte und ineinander greifende Dachsystem ist eine Neuinterpretation des vorhandenen Dachs. Nach Norden gerichtete Oberlichter nehmen die für die Labore notwendige umfangreiche Haustechnik auf. Die Konstruktion besteht aus einem System aus Betondecken und -stützen und einem Dach aus 2,50 Meter hohen gegeneinander verspringenden Stahlfachwerkträgern. So gelangt Tageslicht in die Labore und Büroräume. Die V-förmigen Volumen über den Oberlichtern beherbergen die Haustechnik und funktionieren wie grosse Laternen für Kunstlicht.

Im Untergeschoss liegen temporäre Ausbildungsräume, Labore und der Liefer- und Ladebereich für LKWs. Die Fassaden des Obergeschosses bestehen aus einer Reihe von gewellten, gefalteten Aluminiumtafeln, das Erdgeschoss aus einem durchgängigen Band, das von Öffnungen aus klarem Glas oder transluzentem Reglit-Glas durchbrochen ist. Diese Anordnung erweckt den Eindruck eines geschlossenen Obergeschosses, das auf einem leichten Glassockel schwebt.

Located on 2 hectare site on the periphery of Schramberg in southern Germany, this project doubles in size an existing facility of 3,000 square meters built in the 1980s. The new laser production facility for 60 technicians includes offices, laboratories, training spaces, and an employee cafe. The site, bounded by major streets to the south and north, slopes to a bermed grass divider to the highway at the north. Additional shops and administration buildings built in the 1950s share the site with the new addition.

The addition encloses an existing courtyard with the provision of a new terrace lined with a cafe and break rooms. The off-set and interlocking roof system re-interprets the existing roof by providing north-facing skylights that also contain the extensive mechanical equipment required for the laboratories. Construction is a concrete slab and column system with a 2.50 meter steel truss roof in a off-set layout, which allows daylight to penetrate the lab and office spaces below. The V-shaped volume at the top of the skylights provides space for the mechanical equipment and acts as a large lantern for artificial lighting elements.

The lower level provides temporary training facilities, labs and the truck loading and shipping area. The facades of the upper level is a series of undulating folded aluminum panels. The lower level is a continuous band punctuated by openings of clear glass mixed with translucent U-profiled poured glass sections. This arrangement produces the effect of the closed upper level floating above the light glass base.

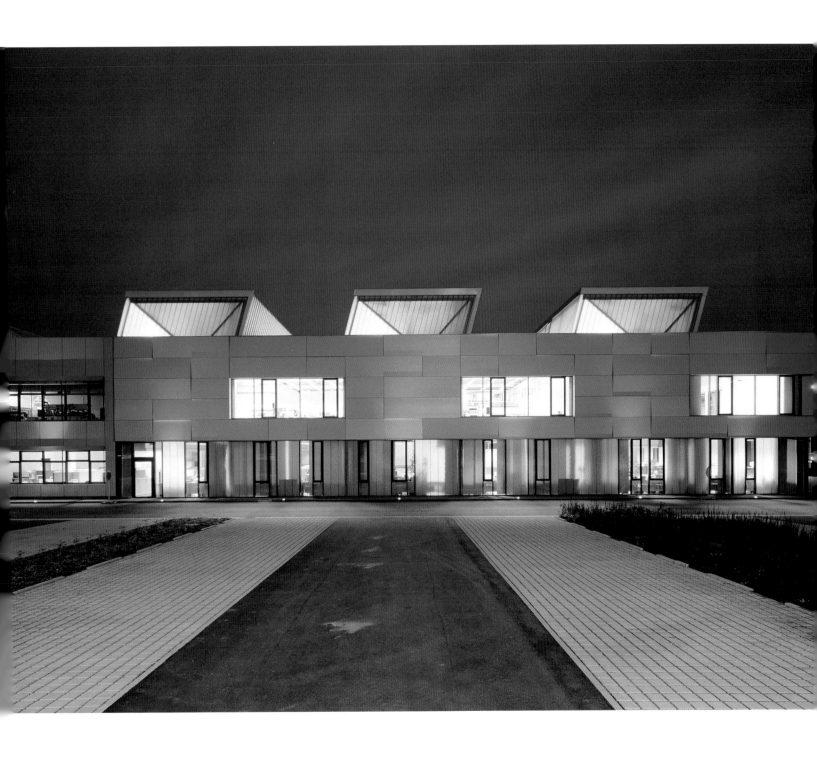

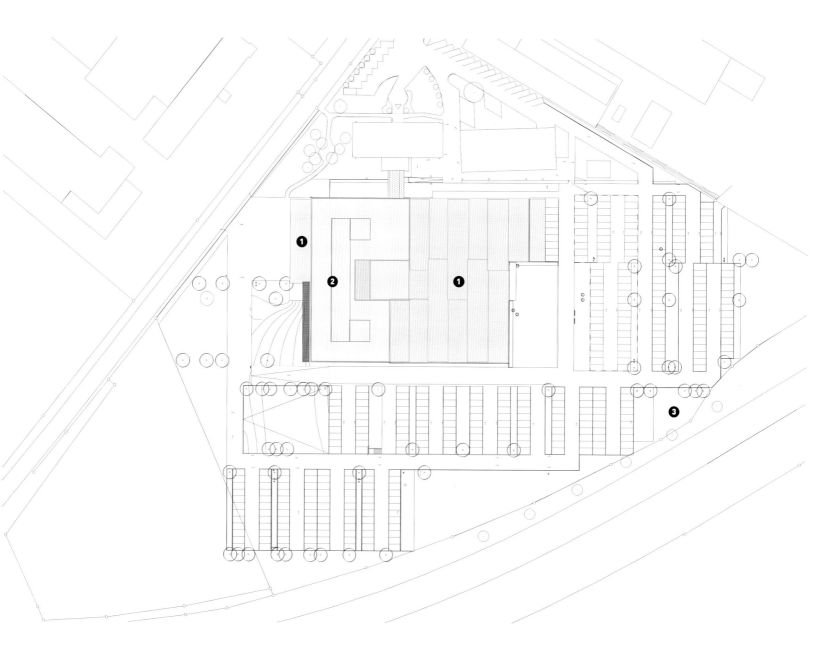

1 New construction | Neuer Anbau

2 Existing building | Bestehendes Gebäude

3 Extension | Erweiterung

Site plan | Lageplan

Long and cross sections | Längs- und Querschnitt

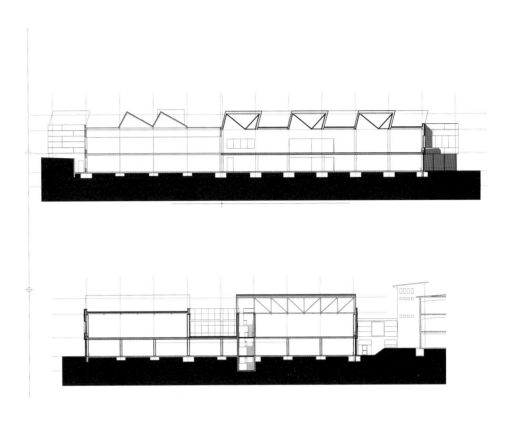

Axonometric diagram of steel construction
Axonometrische Darstellung Stahlkonstruktion

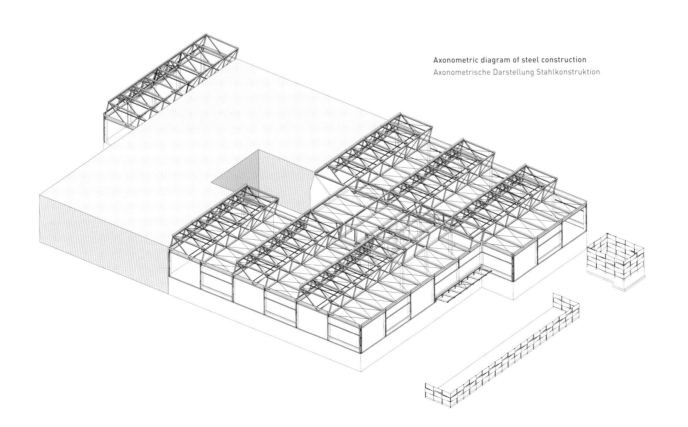

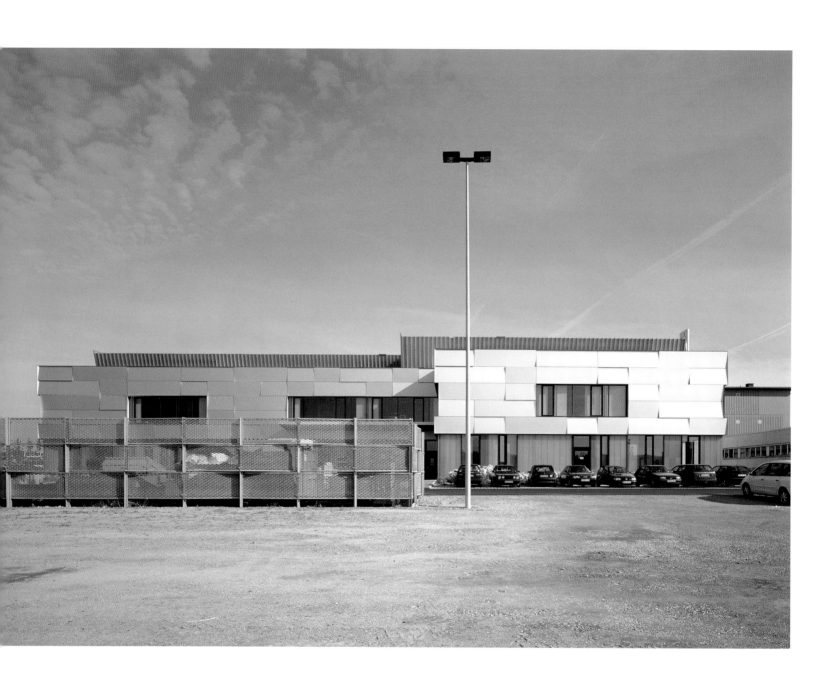

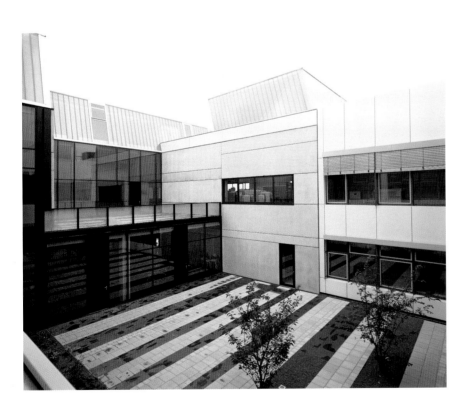

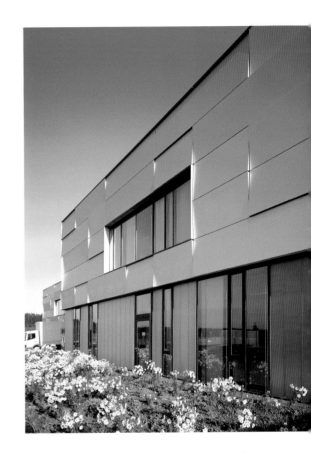

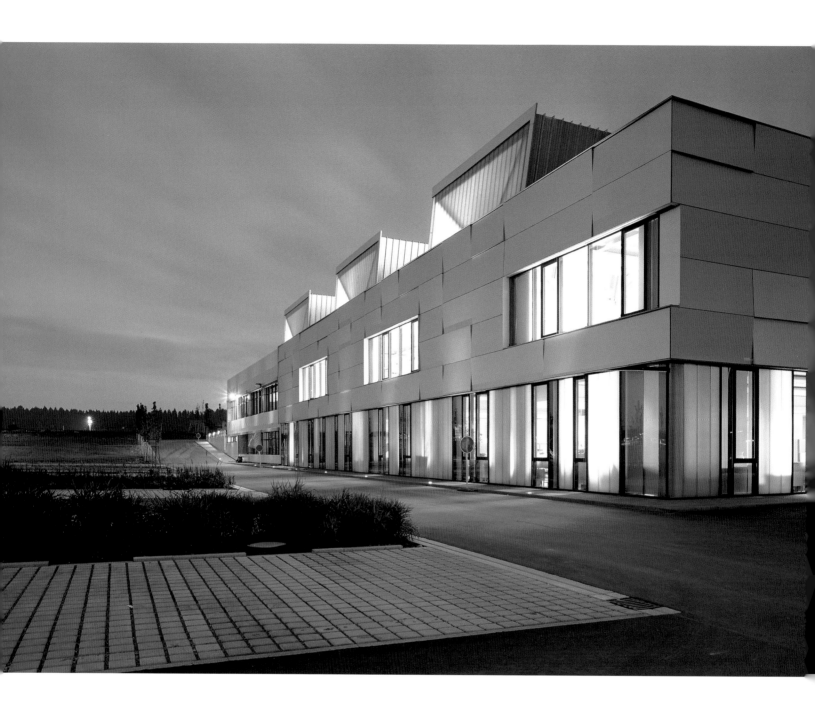

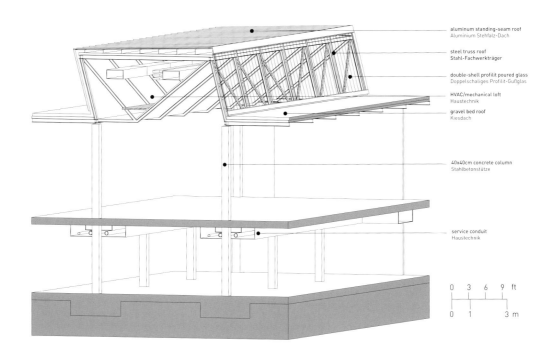

aluminum standing-seam roof
Aluminium Stehfalz-Dach

steel truss roof
Stahl-Fachwerkträger

double-shell profilit poured glass
Doppelschaliges Profilit-Gußglas

HVAC/mechanical loft
Haustechnik

gravel bed roof
Kiesdach

40x40cm concrete column
Stahlbetonstütze

service conduit
Haustechnik

```
0   3   6   9  ft
0   1       3  m
```

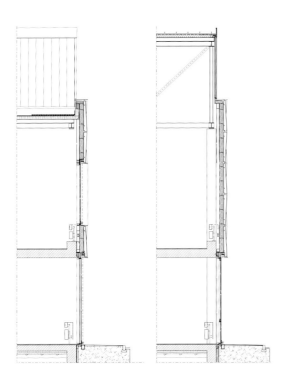

Vertical section through exterior facade
Vertikalschnitt durch Aussenfassade

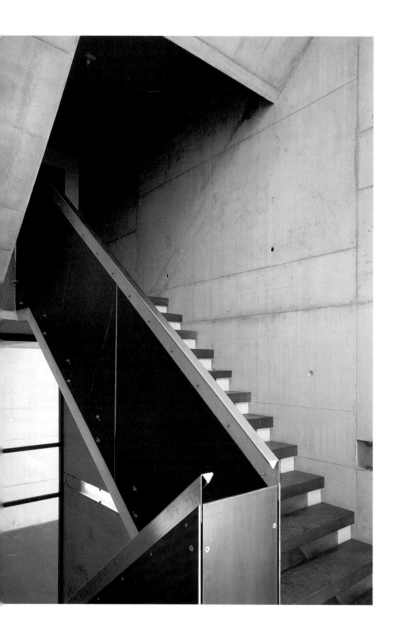

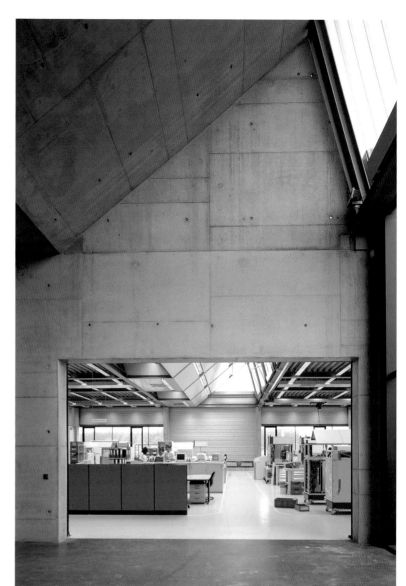

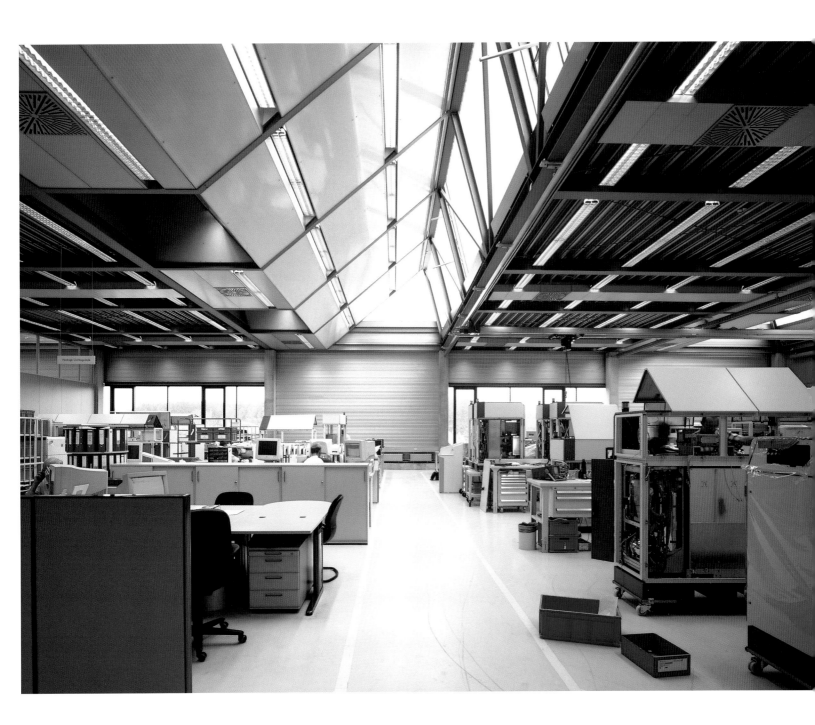

Kunden- und Ausbildungszentrum
Customer and Training Center
Farmington, Connecticut 1999

Das Gebäude liegt am Ufer eines kleinen Sees inmitten des Farmington-Gewerbeparks in der Nähe von Hartford, Connecticut. Der Farmington-Park wurde Mitte der 1960er Jahre von Architekt Skip Green mit einer Reihe von Flachdachbauten, deren Stahlrahmen mit weiss gestrichenem Mauerwerk ausgefacht wurden, begonnen. Green erfand einen Prototyp, dessen Konstruktion und Lichtführung immer gleich waren, während Gebäudeform und Erscheinungsbild je nach Auftraggeber entsprechend variiert werden konnten. Innerhalb der hügeligen Landschaft räumte die grosszügige Planung jedem Gebäude seine Eigenständigkeit ein.

Das Projekt geht sowohl auf den architektonischen, als auch auf den landschaftlichen Kontext ein. Als Kunden- und Ausbildungszentrum der Firma für Laserwerkzeugmaschinen, die zum Schneiden und Falten von Metallblech und -platten eingesetzt werden, hat der Pavillon eine zentrale Halle für die Ausstellung und Vorführung der Maschinen, umrahmt von Büros, Eingangsbereich, Café, Unterrichtsräumen und Vortragsraum.

Der windradförmige Grundriss positioniert die vier zweigeschossigen Programmelemente um die doppelgeschossige Maschinenhalle, um Ausblick und Zugang in die umliegende Landschaft zu gewähren. Im Obergeschoss wird die Halle durch ein Zwischengeschoss und eine abgehängte Galerie umrahmt. Diese erschliesst die Büros, Besprechungs- und Unterrichtsräume.

Die Stahlrahmenkonstruktionen des Gebäudes ist mit rotbraunen, eisengefleckten Ziegeln oder sandgestrahltem Betonblock ausgefacht. Zweigeschossige Fensterwände aus T-Trägern sind innen und aussen mit Stahlstangen verspannt und mit grünem Solarglas verglast. Im Innenraum sind Böden aus Schiefer, Hallenböden aus gegossenem Akryl, Möbel und Innenausbauten aus Birkenholz, sowie Leuchten die Einfüllungen der Geländer aus lasergeschnittenem Edelstahl.

The project sits on the edge of a small lake within the Farmington Industrial Park near Hartford, Connecticut. The Farmington park was begun in the mid-sixties by architect Skip Green with a series of flat roofed steel framed structure infilled with white painted brick. Green invented a prototypical system which maintained repetitive structural and daylighting systems while varying forms and imagery for each client. The generous site planning allowed each building its autonomy within the rolling landscape.

The project has been conceived to be responsive to both of these architectural and natural contexts. A customer and training center for laser machine tools used to cut and fold sheet and plate metals, the pavilion contains a central hall for the display and demonstration of machinery ringed by offices, lobby, cafeteria, classrooms and a lecture theater.

The pin wheel plan is composed to position four two story program elements around the double height machine hall in such a way that allows both views and access to the varied landscapes surrounding the pavilion. At the second level the hall is wrapped by an upper mezzanine and suspended ring cat-walk which provides access to offices, conference rooms and classrooms.

The steel frame of the structure is infilled with a red and brown ironspot brick or a sandblasted concrete block. Double height window walls of steel T sections are tensioned on the inside and outside with steel rods and glazed with tinted green solar glass. Interior surfaces include slate floors, acrylic poured machine floor, birch plywood furniture and cabinetry as well as laser cut stainless steel light deflectors and guard-rail insets.

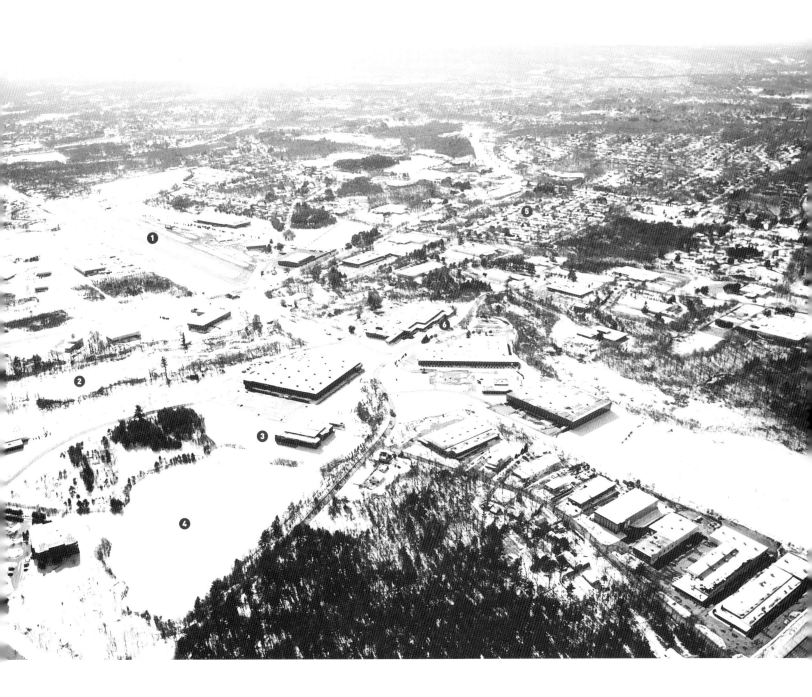

1	Regional airport	Regional-Flughafen	
2	Wetlands	Naturschutzgebiet	
3	Project	Projekt	

4 Pond | See

5 Original industrial park | Ursprünglicher Industriepark

6 Existing factory | Bestehende Fabrik

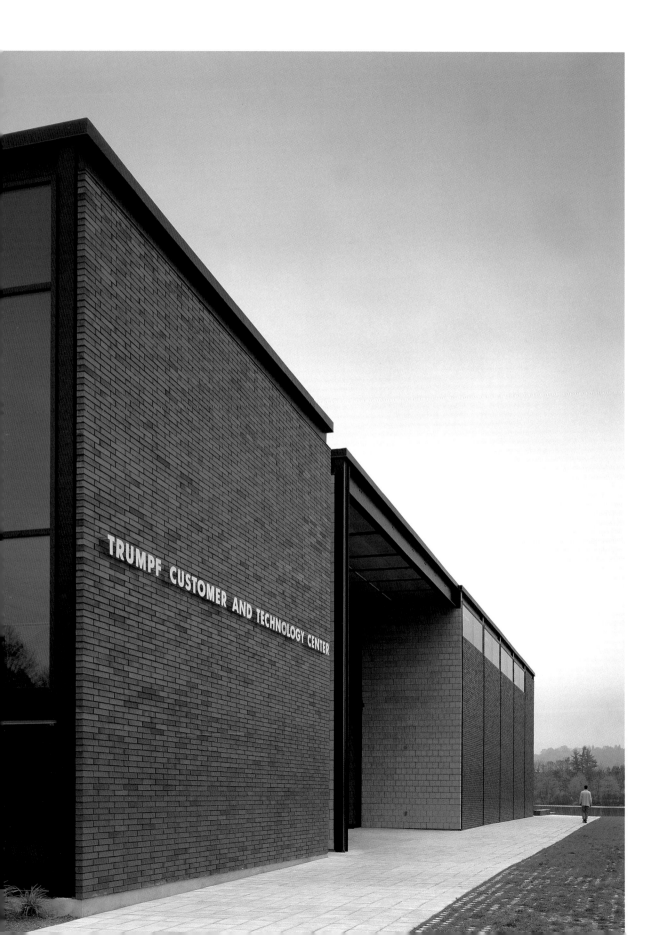

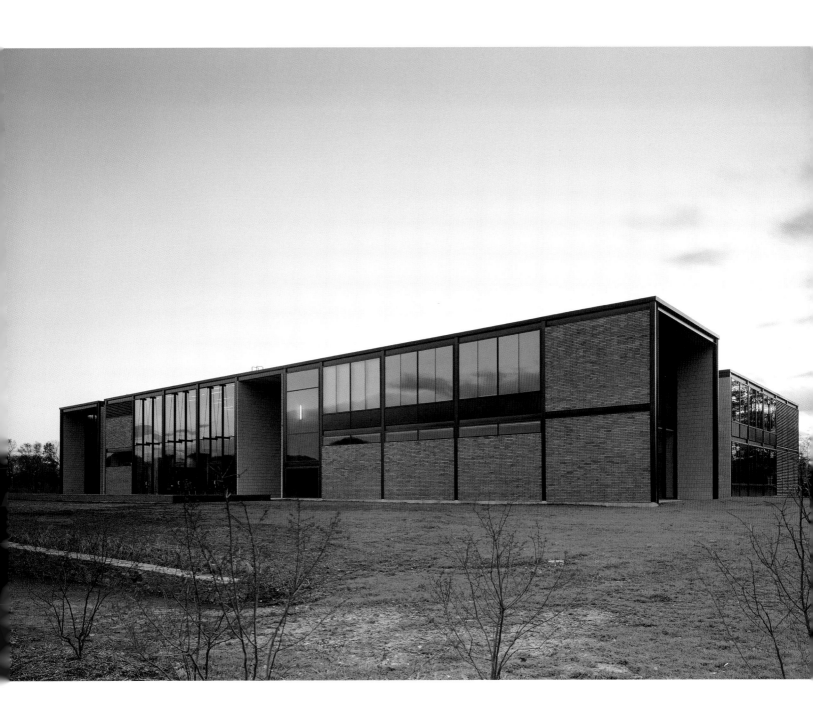

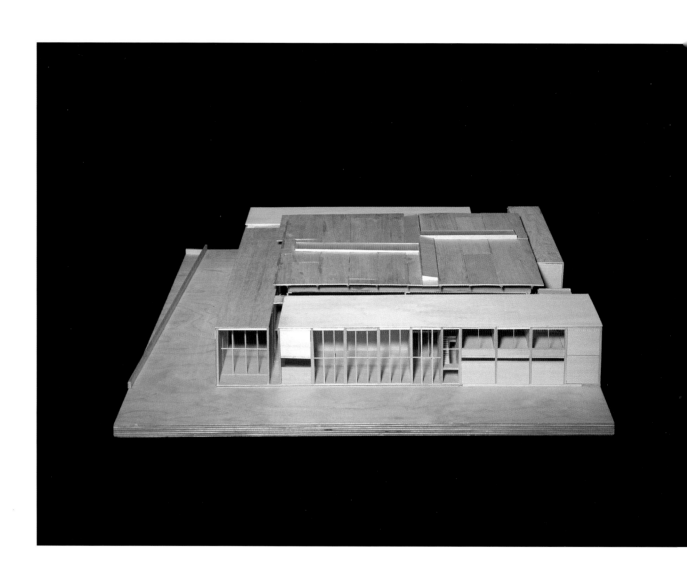

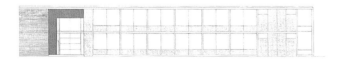 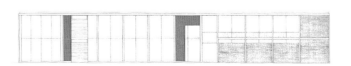

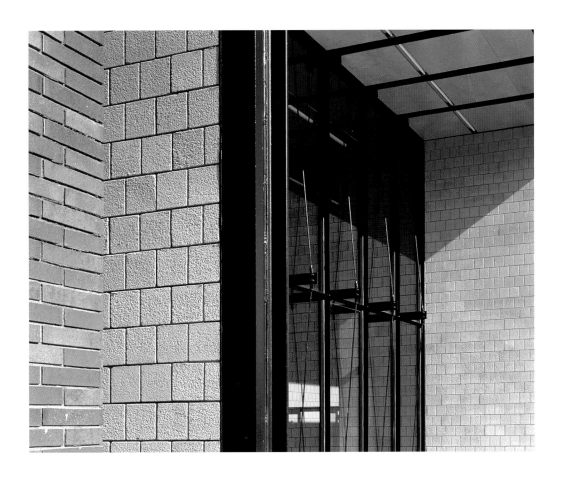

left page | linke seite
Model view from the east
Modellansicht von Osten

below from left to right | unten von links nach rechts
Elevations from east, west, south, north
Ansichten von Osten, Westen, Süden, Norden

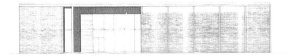

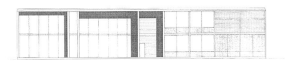

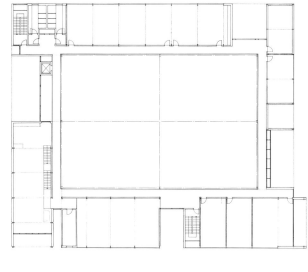

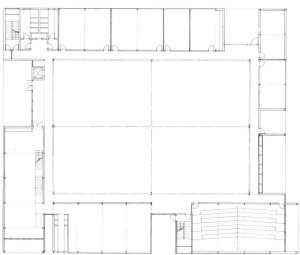

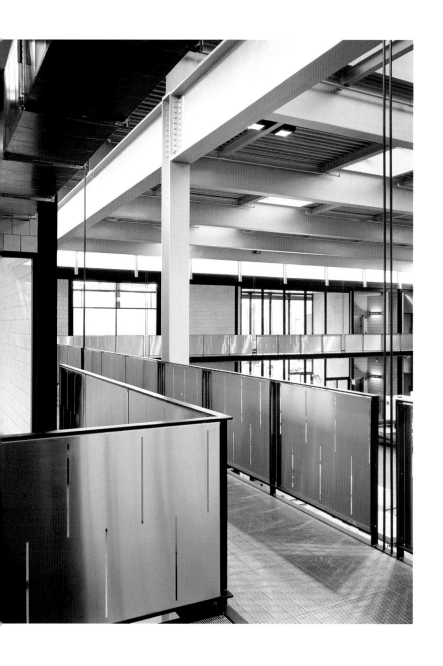

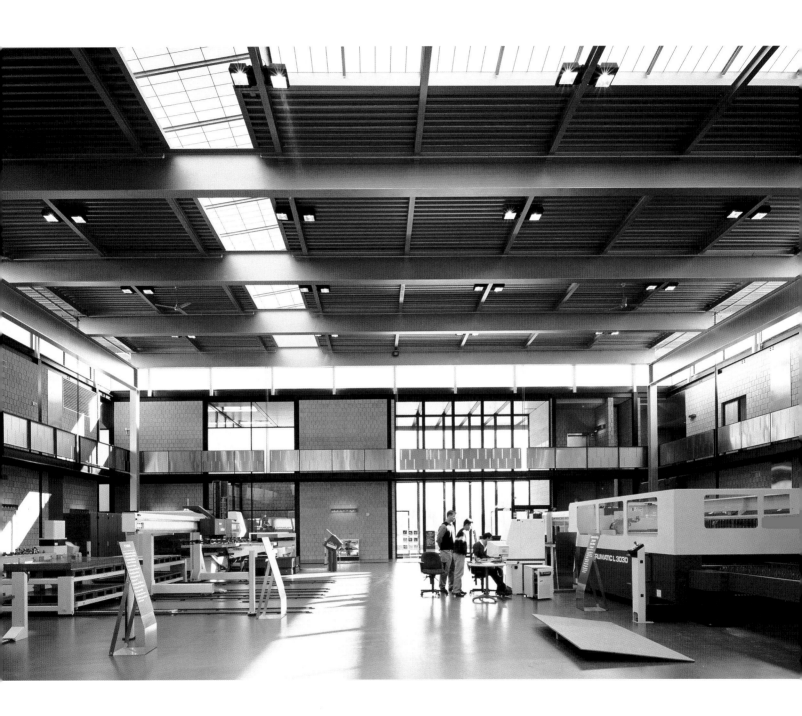

left | links
Cat walk circling the demonstration hall
Laufsteg oberhalb des Vorführraums

center | mitte
Plans of ground and upper floor
Grundrisse Erd- und Obergeschoss

right | rechts
Interior of demonstration hall
Innenansicht Vorführraum

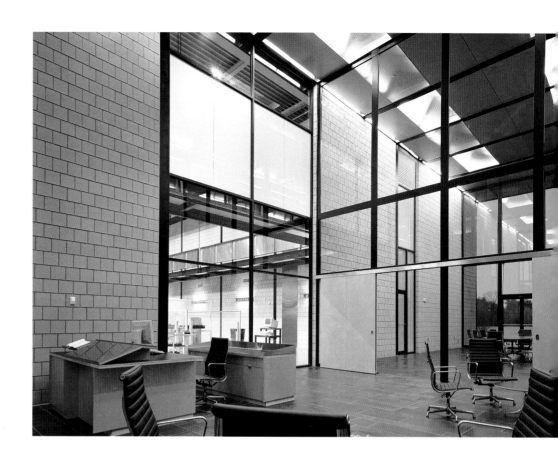

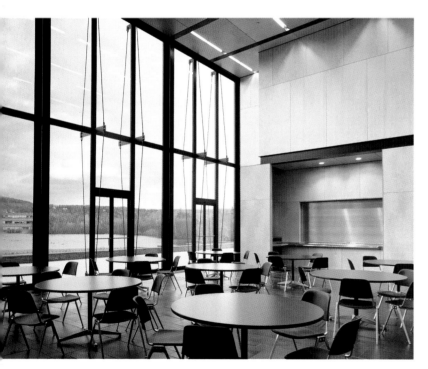

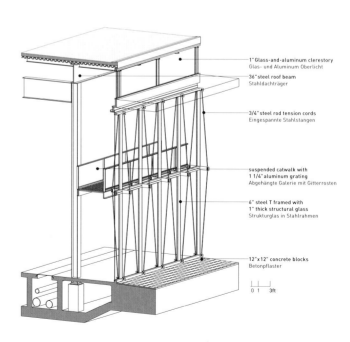

1" Glass-and-aluminum clerestory
Glas- und Aluminum Oberlicht

36" steel roof beam
Stahldachträger

3/4" steel rod tension cords
Eingespannte Stahlstangen

suspended catwalk with
1 1/4" aluminum grating
Abgehängte Galerie mit Gitterrosten

6" steel T framed with
1" thick structural glass
Strukturglas in Stahlrahmen

12"x12" concrete blocks
Betonpflaster

0 1   3ft

Axonometric of exterior facade
Axonometrie der Aussenfassade

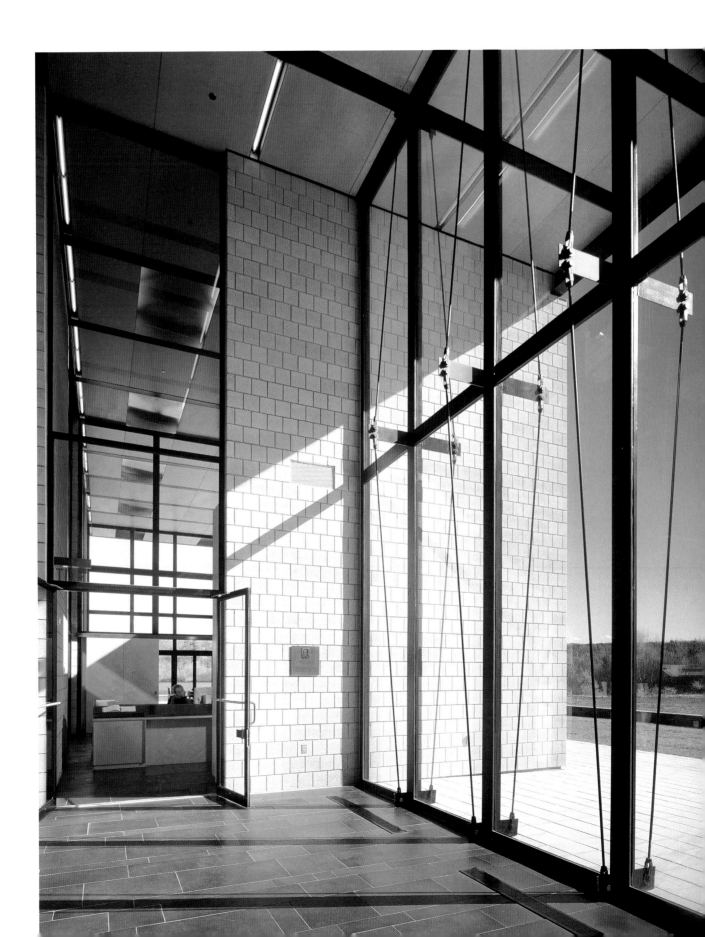

Institut für Physik der Humboldt Universität
Physics Institute, Humboldt University
Berlin 1998

Berlin-Adlershof sah 1908 die Anfänge der deutschen Luftfahrt, und wurde später zum Verwaltungs- und Technikzentrum des DDR-Fernsehens. Ausserdem unterhielt hier die Akademie der Wissenschaften der DDR ein Forschungszentrum. Ein Konglomerat aus zahlreichen Gebäuden auf 460 Hektar legt Zeugnis dieser vermischten Vergangenheit ab. In den 1990er Jahren wurden verschiedene Wettbewerbe ausgelobt, um neue Nutzungen für dieses Areal zu erörtern und um hier eine „Gewerbe- und Wissenschaftsstadt" zu schaffen.

Als Antwort auf die historische Vielfalt von Adlershof und in Anbetracht seiner Lage an der Berliner Peripherie sieht dieser Entwurf ein unspektakuläres Gebäude von hoher programmatischer Dichte vor. Adlershof grenzt an die diffuse Dichte der Vorstadt und die Agrargebiete der Peripherie. Die landwirtschaftlich genutzten Felder, die einem Flickenteppich gleichen, bilden ein System, das die räumliche Organisation der programmatischen Elemente des Entwurfs inspiriert und leitet. Die geringe Höhe des Gebäudes und das flexible Rampensystem sollen der Bodenebene als definierendes Element in der räumlichen Matrix der Berliner Peripherie besondere Bedeutung verleihen.

Mit dem niedrigen, matten Gebäudevolumen werden zwei Ziele erreicht. Erstens wird die Strassen- und Bodenebene von Adlershof bis ins Gebäudeinnere weitergeführt, zweitens bleibt die Autonomie der historisch bedeutenden Gebäude erhalten. Die Rampe am Haupteingang an der Newtonstrasse erstreckt sich räumlich bis in den Hof des angrenzenden aerodynamischen Parks. Diese Strategie schafft nach innen orientierte Räume, die ein kontemplatives, geschütztes Umfeld für Lehre und Forschung bieten. Der Entwurf lehnt sowohl das institutionelle Modell einer Schule, wie auch die Möglichkeit eines weitläufigen Campus ab. Stattdessen ermöglicht er eine systematische und serielle Struktur, die durch die leichte Verschiebung von Volumen und Organisation ähnliche Programmtypen aufnehmen kann.

Die orthogonal angeordneten Fachbereiche unterteilen sich in vier Gebiete: Elementarteilchenphysik, Makromolekül- und Vielteilchenphysik, Materialwissenschaften und Plasmaphysik sowie Physikdidaktik. Jedes Volumen wird von einem Servicekern flankiert und ist auf der ersten und zweiten Ebene mit diesem verbunden. Die Fachbereiche sind in mehreren übereinanderliegenden und verschobenen Bändern in Richtung der Ost-West-Achse angeordnet. Die schachbrettförmige Anordnung der Innenhöfe sorgt für Privatsphäre sowie für gleichmässig verteiltes Tageslicht entlang der einhüftigen Korridore. Die Zwischenräume der vier Fachbereiche ergeben eine kreuzförmige Erschliessungszone in Form von vier Rampen. Diese Rampen bieten öffentlich zugängliche Wege für Fussgänger durch das Grundstück. Ausserdem bilden sie das Dach für die zentralen Erschliessungs- und Eingangsräume. Und die Flächen der Rampen bieten sich als Arbeits- und Freizeiträume für Studierende und Lehrenden im Freien an. Jede Rampe ist wiederum so zugeschnitten, dass sich ein Zugang zum zentralen Eingangsbereich und dem darunterliegenden Auditorium ergibt. Die 6 Meter breite Rampe an der Newtonstrasse bildet den Haupteingang ins Gebäude. Das Geschoss liegt 1,60 Meter tiefer, um die Gebäudehöhe sowie die Ansichtsbreite des Technikzentrale zu reduzieren. Eine weitere Laderampe führt zu einem Service-Hof für die Werkstätten. Der ganze Komplex ist von einer Reihe von Lichthöfen, die für frische Luft und Tageslicht sorgen, durchbrochen.

Die sieben unterschiedlichen Fassadensysteme sind auf einem Modul von 60 cm organisiert. Jeder Fassadentyp ergibt sich aus dem ihn angrenzenden Programm. Die Fassaden bestehen aus vorgefertigten Elementen aus Metall-Sandwich-Paneelen mit einem Pfosten-Riegelsystem und Metall-Glas-Fenstern. Der Sonnenschutz der Strassenfassaden im Westen und Süden besteht aus ziehharmonikaförmigen metallenen Markisen, die in den 50 cm tiefen Fensterkästen in Schienen geführt werden. Durch die mit Laser eingeschnittenen Schlitze kann auch bei geschlossenen Läden begrenzt Tageslicht eindringen. Jede Fassade je nach Fachbereich besteht aus einem von vier Metallen: Elementarteilchenphysik = gebürstetes Aluminium; Makromolekül- und Vielteilchenphysik = lasierter Stahl; Plasmaphysik und Physikdidaktik = Kupfer; Materialwissenschaften = Titanzink.

Berlin-Adlershof saw the beginnings of German aviation in 1908, and it was later the administrative and technical center of East German television. The East German Academy of Science had a research center here. A conglomerate of numerous buildings on 460 hectares bears witness to this mixed past. In the 1990s, several competitions were staged to find new uses for the area and to create a "City for Commerce and Science".

In response to Adlershof's historical diversity and in acknowledgement of its position on the Berlin periphery, this project provides a low profile building of high programmatic density. Adlershof is bordered by the diffuse density of the Vorstadt and the agricultural landscapes of the periphery. The patchwork forms of the agricultural field offer a system to inspire and direct the spatial organization of programmatic elements within the project. The low height of the building and the malleable ramp system are intended to privilege the ground plane as the defining element of the spatial matrix at the periphery of the Berlin urbanization.

By providing a low matt form of building mass two goals are reached. First, the street/ground plane of Adlershof is extended into the building, and second, the historically significant buildings are allowed to remain autonomous. The primary entrance ramp on the Newtonstrasse side extends spatially into the courtyard space of the adjacent Aerodynamic Park. This strategy provides internally oriented spaces for a reflective and protected environment for study and research. Rejecting both an institutional model for a school and the possibility for an extended campus, the scheme provides a systematic/serial structure which can absorb similar program types with limited shifts in massing and organisation.

The orthogonal physics department is divided into four volumes corresponding to elemental particle physics, macromolecule and multiple particle physics, material science and plasma physics and physic didactic. Each volume is served by a flanking service core and is interconnected spatially at the first and second levels. The department is organised into bands running on the east-west axis stacking and shifting over each other. The chessboard form of the internal courtyards insures privacy and equally distributed daylight on a single-loaded corridor system. The interstitial space between the four groups forms a cruciform-shaped circulation zone. This space is enclosed by a series of four ramps providing pedestrian movement through the site, a roof for the central circulation and lobby spaces, and exterior spaces for leisure and study on the surfaces of the ramps for faculty and students. Each of the ramps in turn is cut to allow a passage ramp into the central lobby and auditorium space underneath. The 6 meter wide cut ramp on the Newtonstrasse side provides the main entrance to the building. The entire entry level lies 1.60 meters below to reduce the building height and to reduce the elevation of the mechanical room. An additional ramp provides access to a service court for the workshops. The entire complex is punctuated by a series of light courts which provide fresh air and daylight.

Seven different facade systems are organised on a 60 centimeter module. The particulars of each type are generated in response to its adjacent program. Facades are prefabricated metal sandwich panels with post-and-beam type metal/ glass window systems. Street facades on the west and south are shaded from the sun by accordion type metal shutters which are held in tracks in the 50 centimeter deep window boxes. They are laser cut to provide slits for limited daylight when in the closed position. Each facade is made of one out of four different metals responding to each department. Elemental Particle Physics = brushed aluminium; Macromolecule and Multiple Particle Physics = stained steel; Plasma Physics and Physic Didactic = copper; Material Science = titanium zinc.

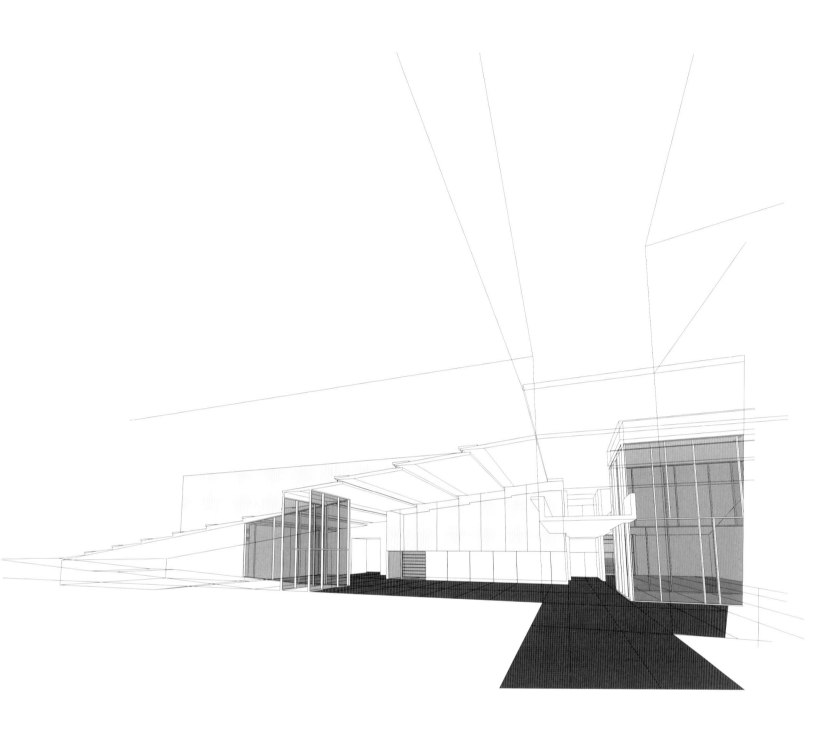

bottom | unten
Long section through lobby and staircase
Längsschnitt durch Eingangsbereich und Treppenhaus

top | oben
Section perspective of lobby
Schnittperspektive Eingangsbereich

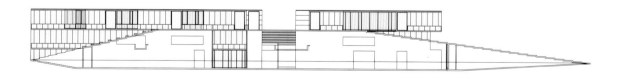

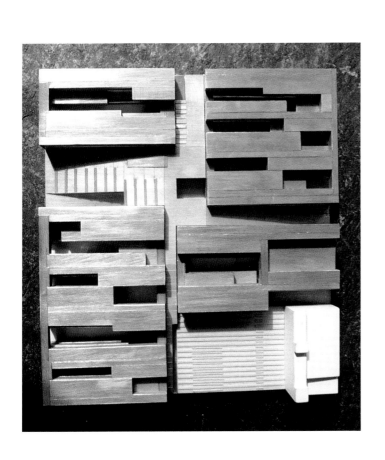

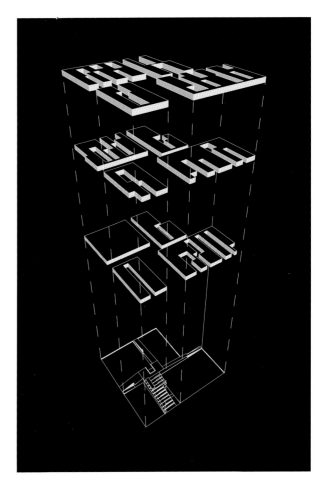

Laserfabrik und Logistikzentrum
Laser Machine Tool Factory
Stuttgart 1998

Das 40.000 qm grosse Grundstück liegt in Ditzingen, am Rande von Stuttgart. Das Gebiet grenzt im Osten an die Gebäude des Trumpf-Firmensitzes aus den 1970er und 80er Jahren, im Westen an landwirtschaftlich genutzte Flächen, und im Norden an die Autobahn A 81. Die 15.000 qm grosse Anlage besteht aus Laserproduktionshallen, Lagerhallen, Büros, einer Empfangshalle und einem Ausstellungsgeschoss. Die Fabrik ist durch einen Tunnel mit dem bestehenden Hauptgebäude verbunden und ist nach Westen ausbaufähig. Der erste Bauabschnitt wird von zwei grossen Produktionshallen gebildet, die von Bürokernen entlang der Ost-, Nord- und Südfassaden begrenzt werden. In einem zweiten Bauabschnitt werden die ersten beiden Hallen durch zwei weitere zu einem verschobenen Kleeblatt ergänzt.

Die West-Ost-Achse in der Werksmitte trennt die Produktionsbereiche von den Lagerflächen und LKW-Ladezonen. Diese Achse besteht aus einem Betontunnel, der über drei Lichtkamine aus Stahl und Glas von oben belichtet wird und zu einer Treppe führt, und eine 7,20 m breite Mittelspange erschliesst. Dreigeschossige Büros und der Eingangsbereich wickeln sich um die Laserhalle, die von dieser durch einen zweigeschossigen Korridor, der ebenfalls von oben belichtet wird, getrennt ist. Auf den unteren Etagen ist eine Zisterne vorgesehen, die Regenwasser von den Dächern zur Kühlung der Laserwerkzeuge sammelt. Ausserdem liegen hier Umkleideräume und der Forschungs- und Entwicklungsbereich, der wegen der notwendigen Geheimhaltung in der Produktentwicklung gesichert ist.

Die Einführung eines Bauvolumens bestehend aus Fabrikhallen, die von Höfen perforiert werden, versucht die industrielle Nutzung in die vorhandene landwirtschaftliche Umgebung einzubinden. Die Gebäudeform widerspiegelt die historische Aneignung der kleinen Landparzellen und die Form des Flickenteppichs, der diesen Prozess ablesbar macht. Während das Gelände nach Westen hin ansteigt, bleiben die Ebenen der Produktionshallen auf einem Niveau. Im Gegensatz dazu nähern sich die Fabrikdächer dem Gefälle an. Die Dachflächen der Hallen sind gefaltet und lassen von oben Licht ins Gebäudeinnere fallen.

Die Rahmen- und Stützenkonstruktion besteht aus Ortbeton. Das Dach aus Stahlträgern ist mit einer Aluminiumstehfalzverkleidung, Aussenwände mit einer horizontalen Zink-Stehfalz-Verkleidung versehen.

The site for the factory is a 40 hectare parcel in Ditzingen, on the periphery of Stuttgart. It is bound to the east by the Trumpf headquarter building of the 1970s and 80s, to the west by agricultural fields, and to the north by the A 81 Autobahn. The 15,000 square meter facility includes laser production halls, storage halls, offices, lobby and an exhibition floor. The factory is connected by tunnel to the existing building and is designed to be expandable to the west. The first phase is comprised of two large work halls edged by office cores at the east, north and south facades. The second phase will complement the first two halls with an additional two halls taking the form of a shifting cloverleaf.

The west-east axis at the center of the factory divides the production areas from the storage and truck delivery areas. It consists of a concrete tunnel top-lit by three steel and glass light chimneys leading to a stair which ascends to a 7.20 meter wide exhibition hall. A three story office block and lobby wrap around the laser hall is separated from the hall by a double height skylit corridor. Lower levels include a cistern which gathers rain water from the roofs for laser cooling, changing rooms, and research and development spaces which are secured for secrecy of product development.

The building mass of factory halls perforated by courtyards binds the industrial program to the existing agricultural landscape. The form of the building mirrors the historical annexation of small parcels of land, and the patchwork form which reflected that process. As the land rises to the west, the floors of the work halls remain at the same level, while the roofs of the factory approach the level of the ground.

Construction is a poured-in-place concrete frame and columns with a steel truss roof clad with standing seam aluminum (roof) standing seam zinc (walls) and pre-cast concrete at the base and lobby mullions. The factory halls are designed for 20 ton cranes attached to the concrete columns.

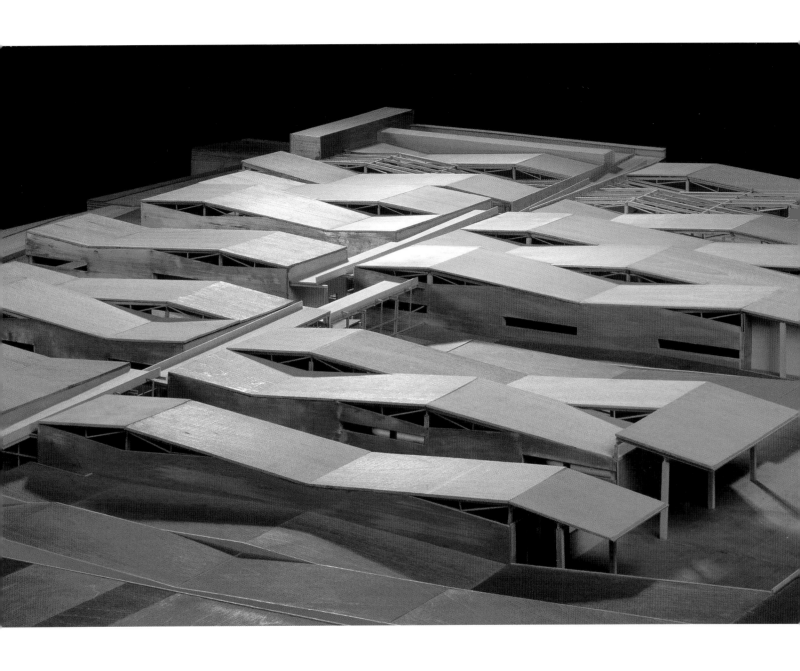

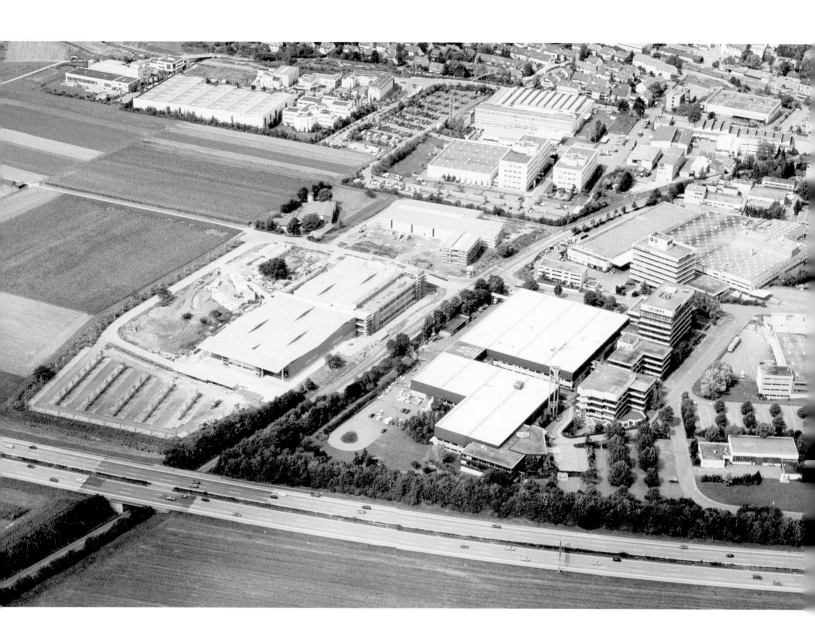

top | oben   right page | rechte Seite
Phase 1 | 1. Bauabschnitt   Masterplan

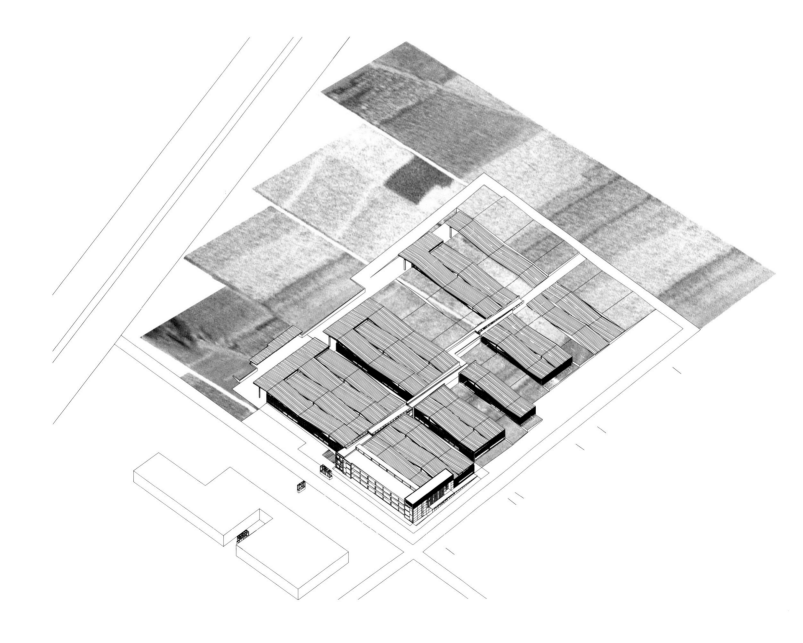

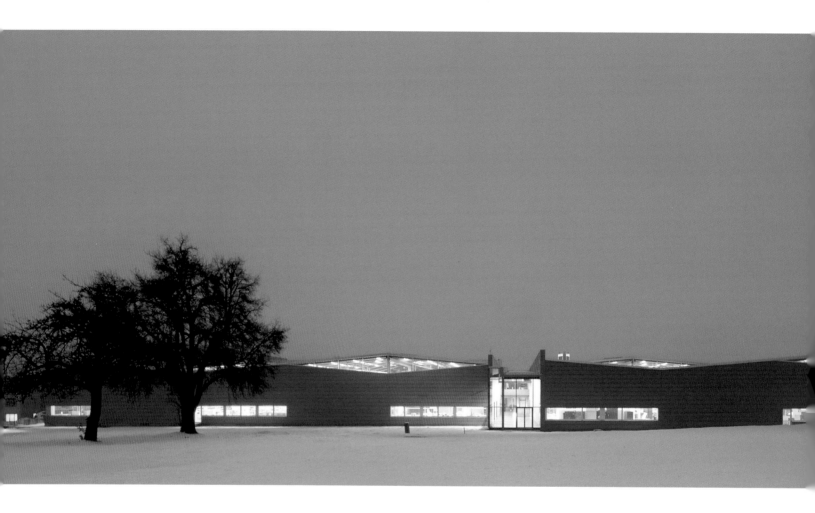

Long sections | Längsschnitte

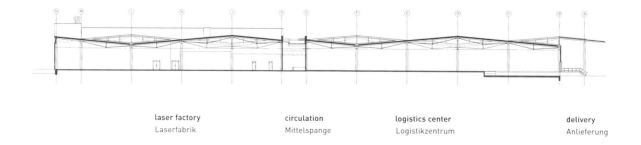

laser factory	circulation	logistics center	delivery
Laserfabrik	Mittelspange	Logistikzentrum	Anlieferung

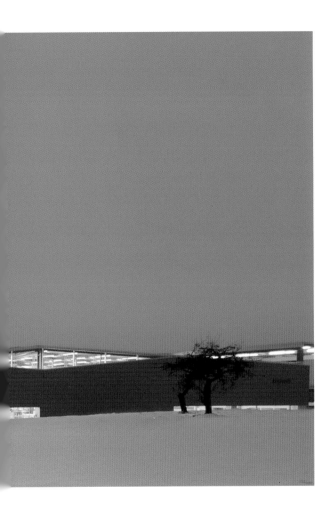

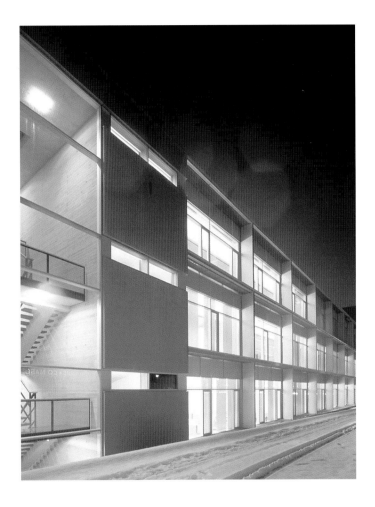

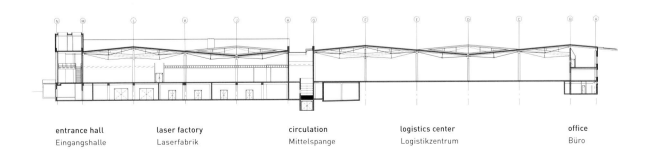

| **entrance hall** | **laser factory** | **circulation** | **logistics center** | **office** |
| Eingangshalle | Laserfabrik | Mittelspange | Logistikzentrum | Büro |

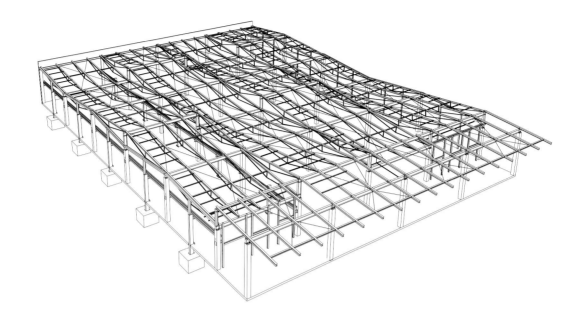

Construction axonometric
Konstruktionsaxonometrie

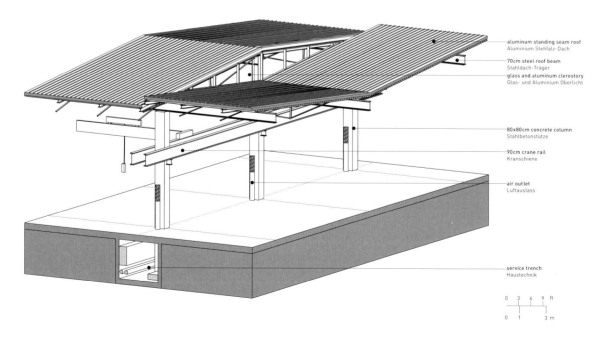

aluminum standing seam roof
Aluminium Stehfalz-Dach

70cm steel roof beam
Stahldach-Träger

glass and aluminum clerestory
Glas- und Aluminium Oberlicht

80x80cm concrete column
Stahlbetonstütze

90cm crane rail
Kranschiene

air outlet
Luftauslass

service trench
Haustechnik

```
0   3  6  9 ft
0    1       3 m
```

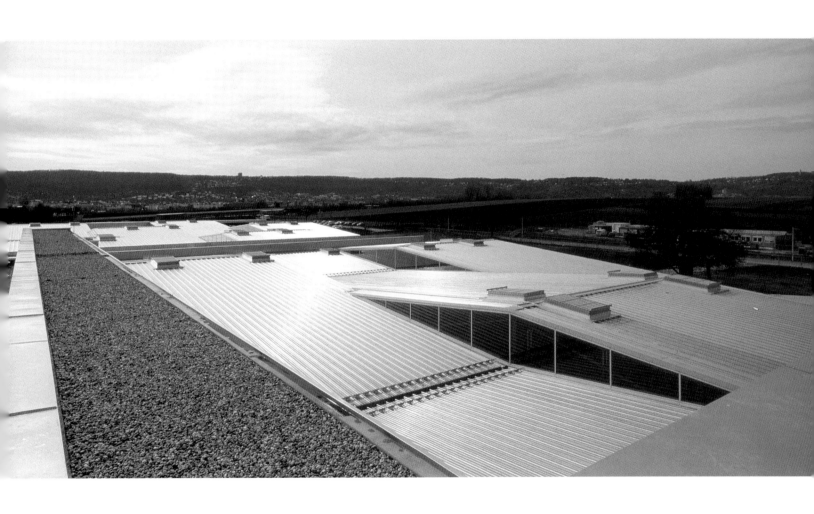

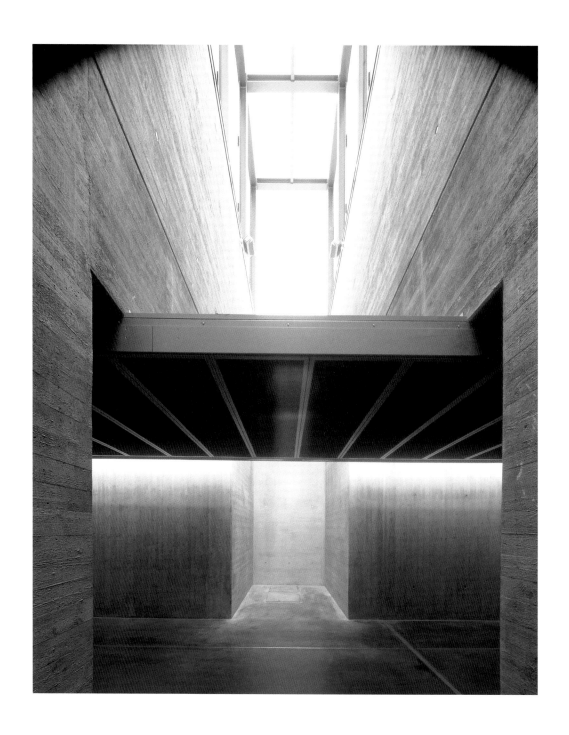

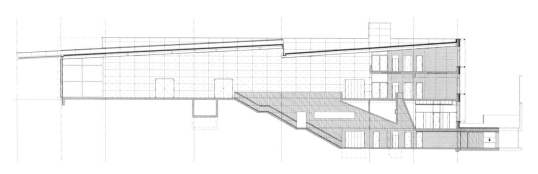

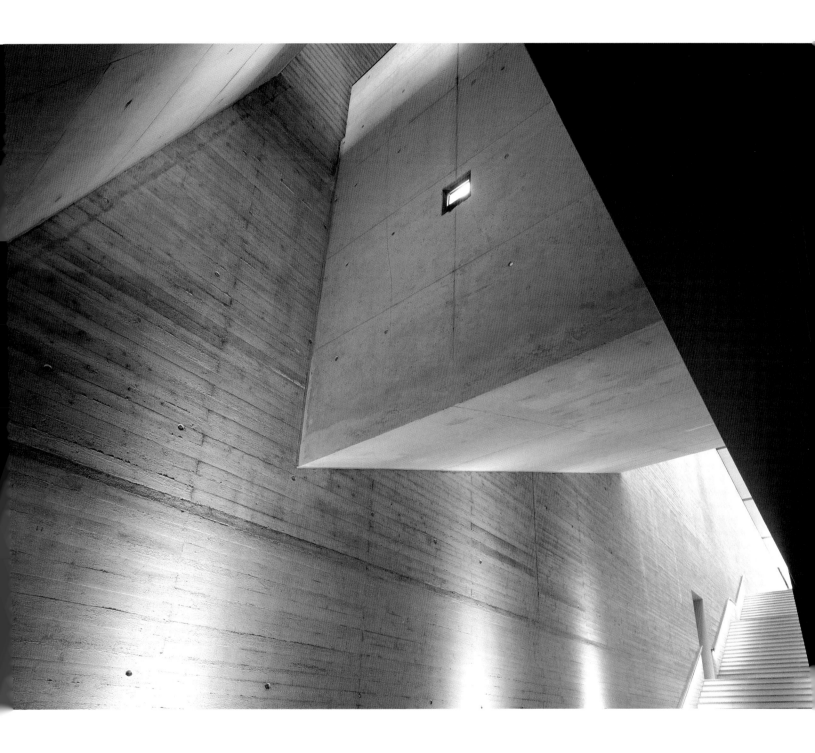

top left | links oben
Light chimney
Lichtkamin

left | links
Section through circulation spine and tunnel
Schnitt durch Spange und Tunnel

top | oben
Tunnel and bridge
Tunnel und Brücke

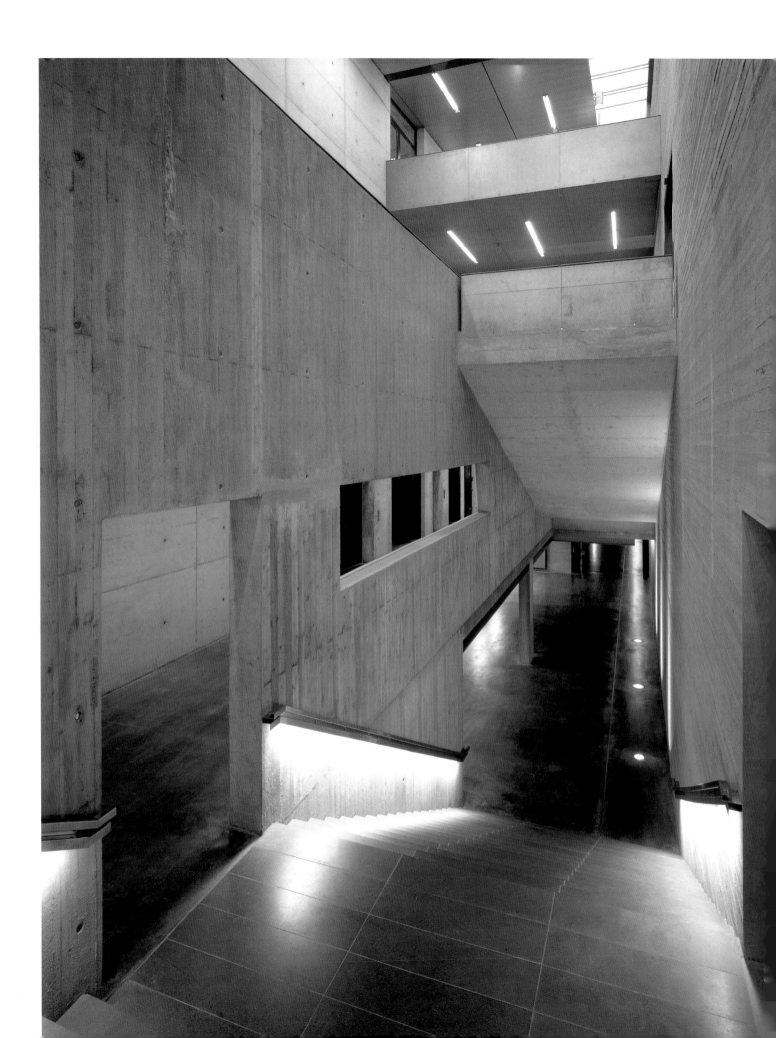

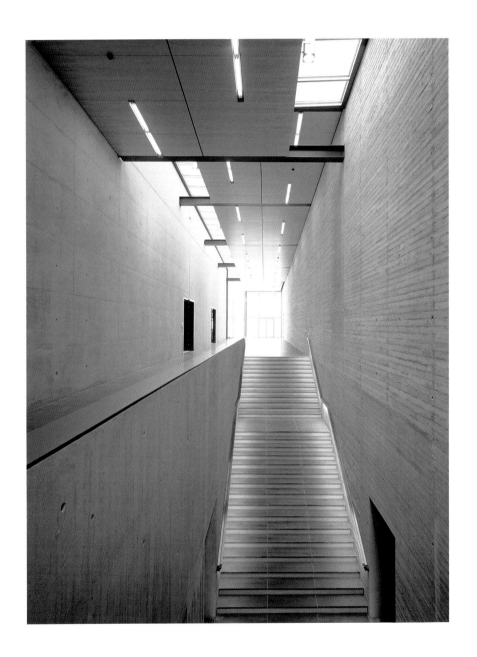

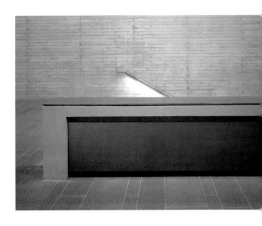

Tunnel and stairs to main circulation spine
Tunnel und Treppe zur Spange

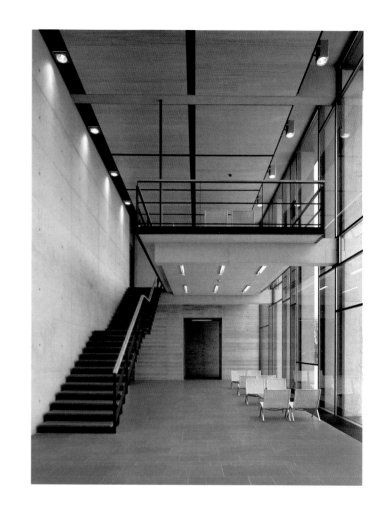

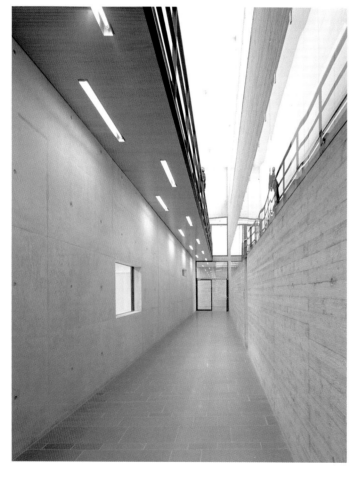

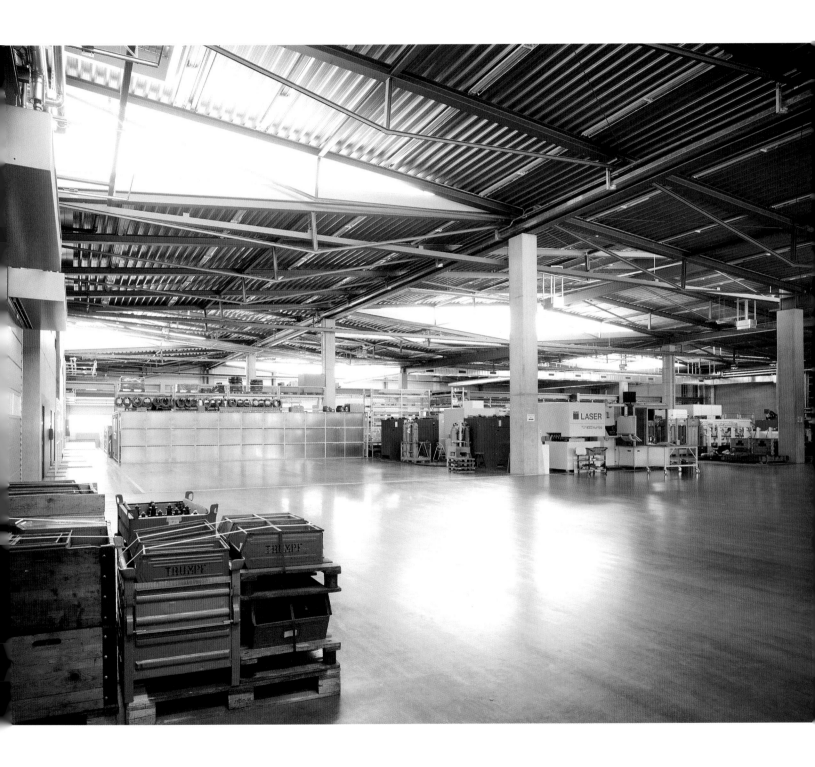

left | links
Corridor between production hall and offices
Verbindungsgang zwischen Fabrik und Büros

center | mitte
Lobby
Lobby

top | oben
Production hall
Maschinenhalle

Städtebaulicher Wettbewerb Chausseestrasse
Urban Design Competition Chausseestrasse
Berlin 1996

Dieses städtebauliche Konzept für das Gelände des ehemaligen Stadion der Weltjugend an der Chausseestrasse arbeitet mit Feldstrategien. Anstelle einer Typologie, schlagen die Architekten ein städtebaulich synthetisches System von Landschaft, Freiraum und Gebäuden vor.

Die bereits vorhandenen und nach wie vor ablesbaren Parzellen und Grundstücksgrenzen, die die nähere Umgebung des Gebiets prägen, wurden als Ausgangspunkt für den Entwurf genommen und erweitert. Die neuen Gebäude arbeiten auch in diesem Rhythmus. Die Felder markieren und organisieren das engere Wettbewerbsgebiet in vier Bänder. Die Markierung dehnt sich jedoch über die gesamte Länge des Gebiets aus.

Die verschiedenen Bänder bestehen aus einem Landschaftsband entlang der Panke, drei Wohnungsbändern im mittleren Feld, und einem Strassenband entlang der Chausseestrasse. Dieses bildet zur Strasse eine klare Kante mit Läden und Büros im Erdgeschoss und Wohnungen in den oberen Etagen.

Gebäudehöhen entwickeln sich hierarchisch, von einer zweigeschossigen und dichteren Bebauung am Park bis zu sechs Geschossen entlang der Chausssestrasse. Die niedrigere Bebauung am Park schafft durch geringere Abstandsflächen eine höhere Dichte und Privatheit entlang der Parkkante.

Die grösseren Wohnungen befinden sich in den Gebäuden am Park und im fünfgeschossigen Band, während sich die kleineren Wohnungen in den dreigeschossigen Zeilen befinden. Die breiten Gebäude sind im Erdgeschossbereich aufgeständert, um zusätzlichen Raumfluss auch in Nord-Süd-Richtung zu erzielen.

Die unregelmässig angeordneten, aber bewusst aufeinander bezogenen Wohnzeilen verlaufen in Ost-West Richtung. Von Osten sind gefilterte Blicke auf den Park durch das Gelände möglich, durch die abgestuften Gebäudehöhen bis zum Panketal, und durch die Anordnung der Wohnzeilen, die sich mit Grünräumen abwechseln. Innerhalb des Geflechts von Freiraum und Gebäuden schafft diese Anordnung immer wieder neue und unterschiedliche Räume und verschiedene Dichten mit eigener Qualität und Inhalt. Auch die Sportanlagen fügen sich in diese Struktur ein. Sie liegen am Südende des Geländes an der Habersathstrasse, und östlich und westlich der Chausseestrasse an der Liesenstrasse. Diese Trennung vermeidet eine zu intensive Zonierung des Bereichs.

Die Erschliessung des Areals erfolgt hauptsächlich über Fahrrad- und Fusswege, um die Versiegelung des Grundstücks zu minimieren. Das Bebauungskonzept integriert die bestehenden Biotope, etwa das Panketal und den vorhandenen Baumbestand. Die Beziehung von Gebäude und Freiraum wird von einem ökologischen Standpunkt aus neu konzipiert. Die Freiraumfelder werden unterschiedlich genutzt und bepflanzt werden. Wasserkanäle parallel zu den Fahrradwegen dienen dazu, Regenwasser aufzufangen und in die Panke zurückzuleiten.

This urban building concept for the former Stadium of World Youth on the Chausseestrasse works with field strategies. Instead of a typology, the design suggests a system of landscape, open space, and buildings that is synthetic in urban planning terms.

The existing and still detectable parcels of land and boundaries that are characteristic of the area are taken as a point of departure for the design and extended. The new buildings also function according to this rhythm. These fields mark the site and organize the immediate competition area into four strips. The marking is extended across the entire lenght of the site.

The different strips consist of a landscape strip along the Panke River, three residential strips in the mid-field, and a street strip along Chausseestrasse. This forms a clear edge along the street with shops and offices on the ground floor level and apartments on the upper levels.

Buildings heights will develop hierarchically, ranging from a two story and denser development at the park to six stories on Chausseestrasse. The lower buildings by the park are separated by smaller spaces in between and thus create increased density and privacy along the edge of the park.

The larger apartments, which generally are located in the buildings by the park and in the five story slab, while the smaller apartments are in the three story rows. The broad buildings are raised on stilts above the ground floor level so that additional flow of free space can be created in the north-south direction as well.

The irregularly arranged but consciously connected residential slabs have an east-west orientation. Filtered views of the park from the east occur across the entire area, via the staggered building heights toward the Panke Valley and also via the arrangement of the residential rows alternating with green spaces. Within the fabric of open spaces and buildings, this arrangement continually creates new and different spaces and varying densities with differing quality and content.

The sports facilities also fit into this structure. They are located at the southern end of the site on the Habersaathstrasse, to both the east and the west of Chausseestrasse along the Liesenstrasse. This division avoids a too intense partitioning of the area.

Most access to the area is via cycle paths and footpaths, in order to minimize sealing of the ground as much as possible. The development concept will be carefully integrated with existing biotopes, such as the Panke Valley and the tree stock. The relationship of buildings and open spaces is redesigned from an ecological point of view. The open space fields will be utilized differently and planted with different vegetation. Water conduits parallel to the cycle paths will catch rainwater and redirect it to the Panke River.

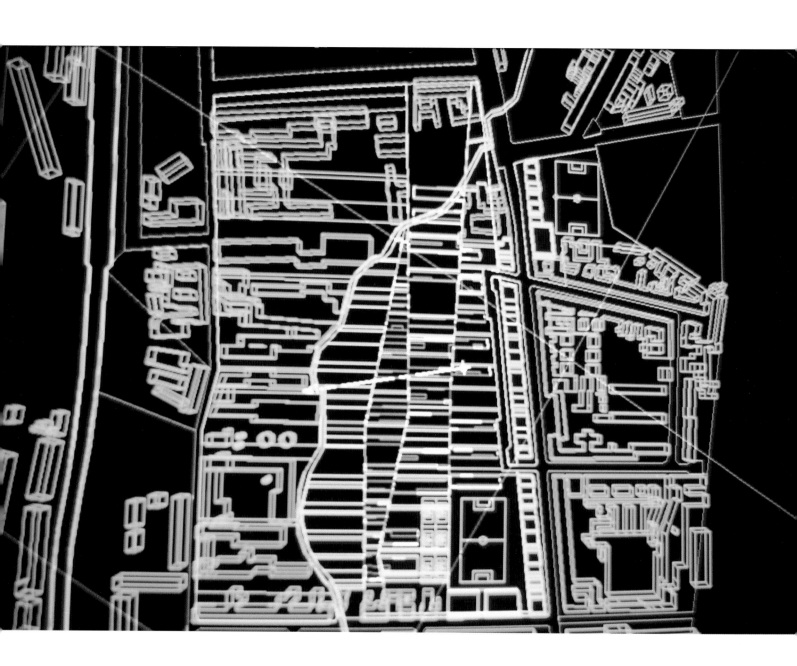

Urban design concept: green are existing buildings, blue and orange designate new structures

Städtebauliches Konzept: Bestand grün, Neubebauung blau und orange

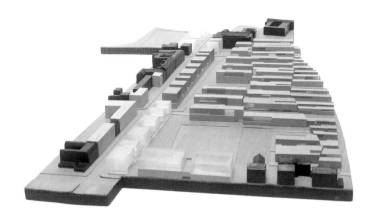

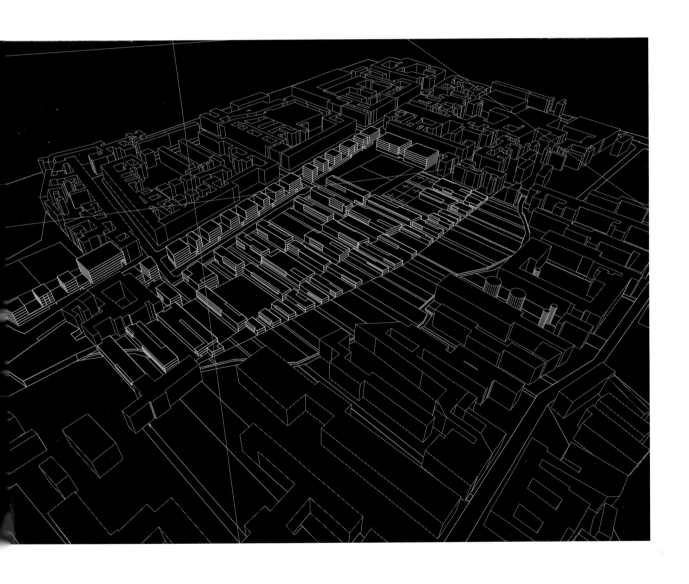

Kindertagesstätte und Jugendzentrum
Day-care Center and Youth Center
Berlin 1996-1997

Die Wettbewerbsaufgabe war es, sechs prototypische Kindertagesstätten für die 1993 von Engel und Zillich für 5.000 Menschen geplante Stadterweiterung an der Berliner Peripherie in der Nähe von Pankow zu entwickeln. Das städtebauliche Konzept sah vor, die historischen Volumen und die Dichte der Berliner Altbauten (fünf und sechs Geschosse) als Gegengewicht zu den Nachkriegsplattenbauten aufzunehmen. Der Berliner Senat für Bau- und Wohnungswesen lobte einen Wettbewerb für die Kindertagesstätten aus, die von den Investoren finanziert werden sollten. Die Kindertagesstätten waren als freistehende Pavillons zwischen den Gebäudeblöcken konzipiert.

1994 wurden Barkow Leibinger mit Gauthier mit dem Bau von zwei der sechs geplanten Kindertagesstätten beauftragt. Dies ermöglichte den Entwurf von zwei verwandten und doch eigenständigen Gebäuden, und erlaubte, Variationen in Konstruktion und Material zu untersuchen. Nach der Wettbewerbsphase entschieden die Investoren, die zweite Kindertagesstätte in ein Jugendzentrum umzuwandeln. Die ursprüngliche Gebäudeform wurde beibehalten und die Raumaufteilung vereinfacht, um für die älteren Kinder grössere Gruppenräume auf Erdgeschossniveau zu schaffen. Im oberen Geschoss leitet ein offenes Atrium zu kleineren Sport-, Musik-, Computer- und Töpferräumen über.

Da die beiden Gebäude nacheinander ausgeführt wurden, diente das erste, die Kindertagesstätte, als Prototyp für das zweite, das Jugendzentrum. Die Kindertagesstätte wurde in herkömmlicher Bauweise aus Mauerwerk und Beton errichtet, während das Jugendzentrum wie ursprünglich vorgesehen als Holzrahmenkonstruktion und aus in Süddeutschland vorgefertigten Holztafeln realisiert werden konnte. Die Fachwerkträger sind so hoch wie die zweite Etage, was die grossen offenen Spannweiten im Erdgeschoss ermöglicht.

Die Materialien der beiden Gebäude sind ähnlich: Stülpschalung aus Lärchenholz an den Nordfassaden, eingefärbte Eternitplatten an den Südfassaden. Im Jugendzentrum sind einige Materialien jedoch hochwertiger als in der Kindertagesstätte: Birkenholz, Asphaltböden, und Stahl-, Metall- und Glasgeländer im oberen Atrium. Beide Gebäude haben begrünte Flachdächer mit Aluminiumstehfalzdeckung an den geneigten Flächen.

The competition brief asked for the design of six prototypical day-care centers for a master planned community of 5,000 people designed by Engel and Zillich architects in 1993 in the Berlin periphery near Pankow. The plan was to re-instate the historical massing and density of pre-war Berlin (five and six story blocks) to the periphery countering the high-rise Soviet style slab housing of the post-war period. The Berlin Building Senate sponsored the competition for the day-care centers which were then funded by developers. The day-care centers types were sited in between the housing blocks as free standing pavilions.

In 1994 Barkow Leibinger with Gauthier won commissions for two of the day-care centers. This allowed the design of two similar yet distinct buildings, and the opportunity to study variations in building system and material resolution. After the competition phase the developers decided to change the second day-care center to a youth center. This meant retaining the building form and simplifying room division to provide larger group rooms for the older children at ground level. At the upper level an open atrium connects to smaller sport, music, computer, and ceramics rooms.

Thus the first building, the day-care center, served as a prototype for the second, the youth center. The first building was constructed with a conventional masonry and concrete core while the second could be constructed as intended with pre-fabricated wood panel and truss systems manufactured in southern Germany. The depth of the wood trusses is the same as the height of the second floor which allows large open spans at the ground level.

In both projects finishes remain similar: wood tongue and groove siding on the north facades, stained Eternit concrete-fiber panels on the south facades. Finishes on the Youth Center interiors improved from the earlier building, employing birch plywood, asphalt floors, and steel, metal, and glass handrails at the upper atrium. Both roofs consist of planted flat areas with standing seam aluminum at the pitched surfaces.

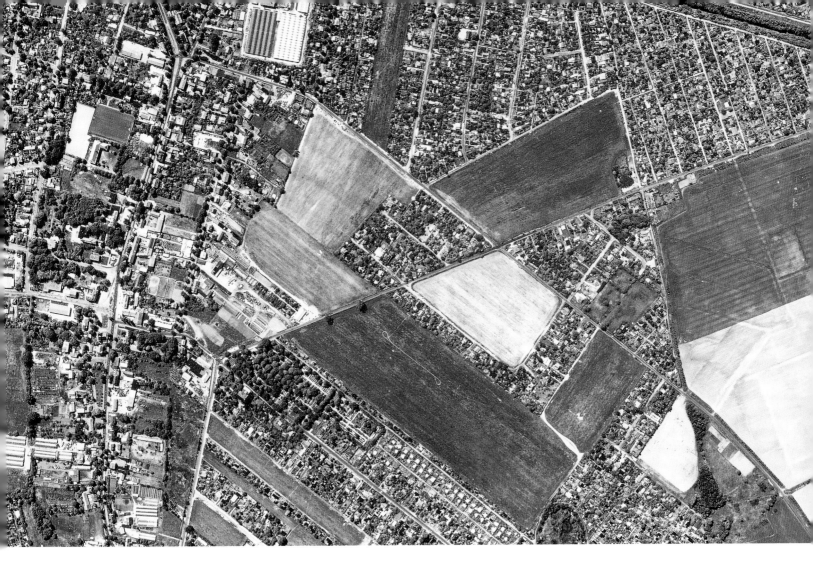

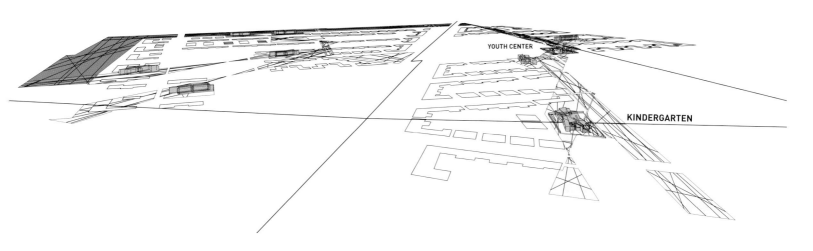

YOUTH CENTER

KINDERGARTEN

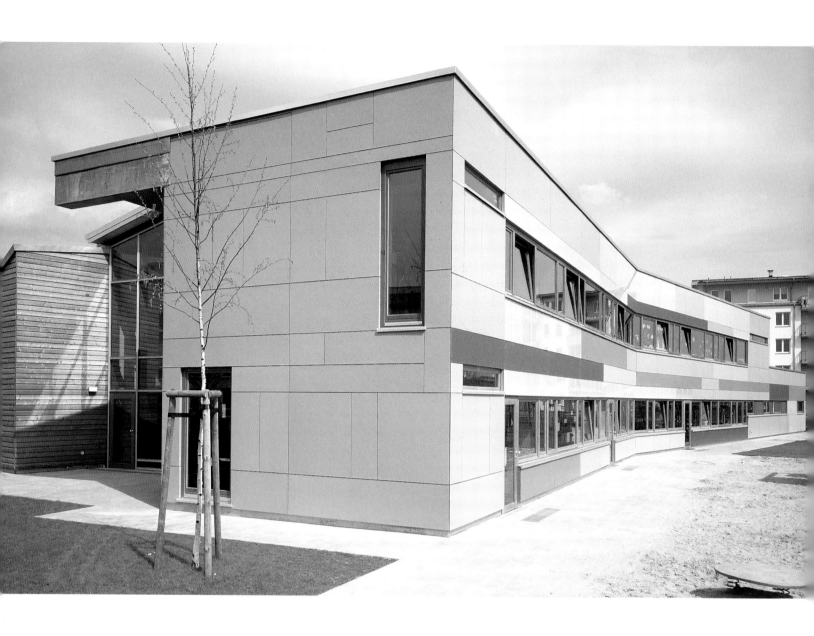

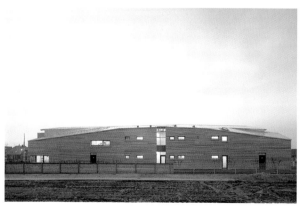

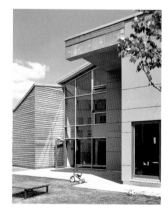

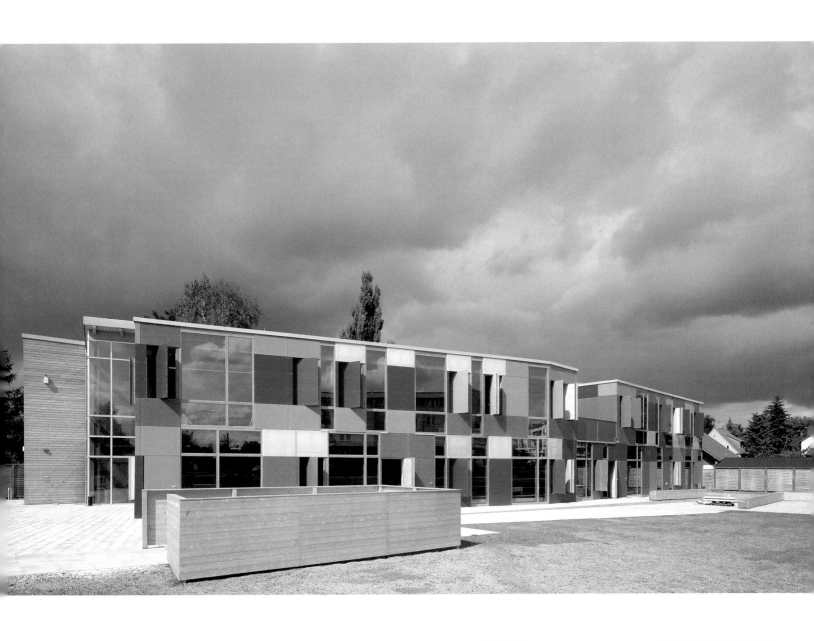

Exterior views of the day-care center (left) and the youth center (right)
Aussenansichten der Kindertagesstätte (links) und des Jugendzentrums (rechts)

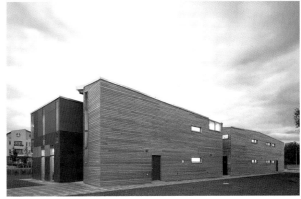

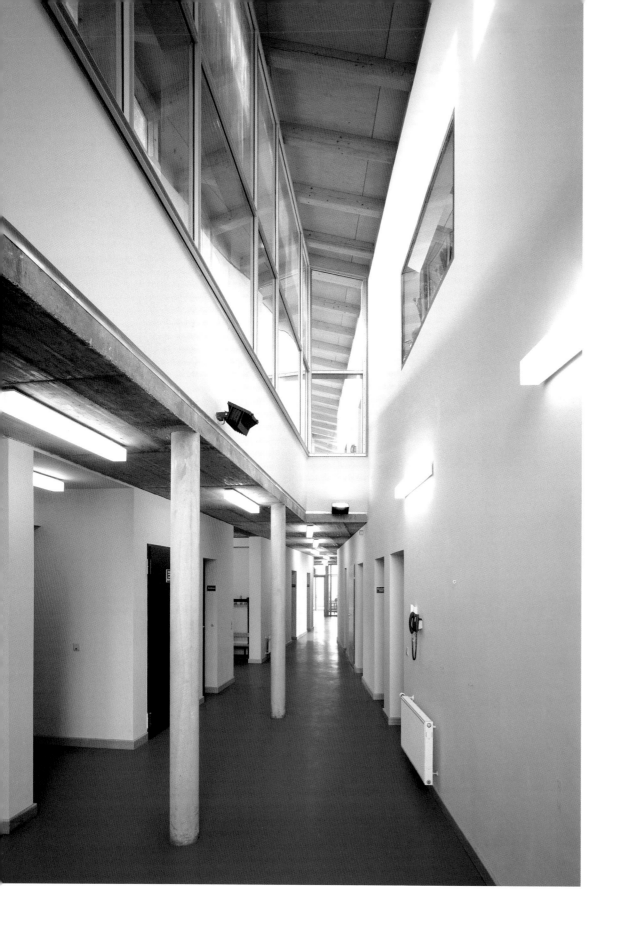

Halls and staircases of the day-care center (left) and the youth center (right)
Erschliessung Kindertagesstätte (links) und Jugendzentrums (rechts)

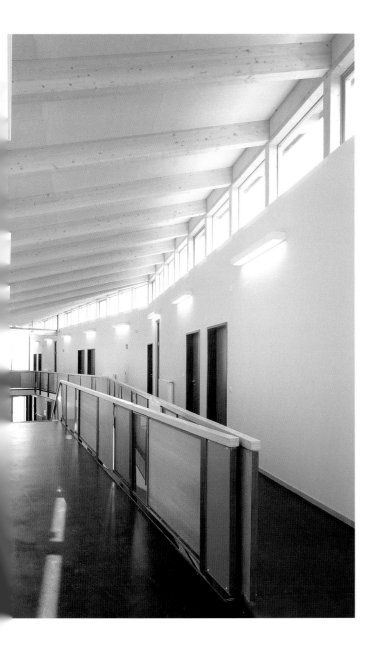

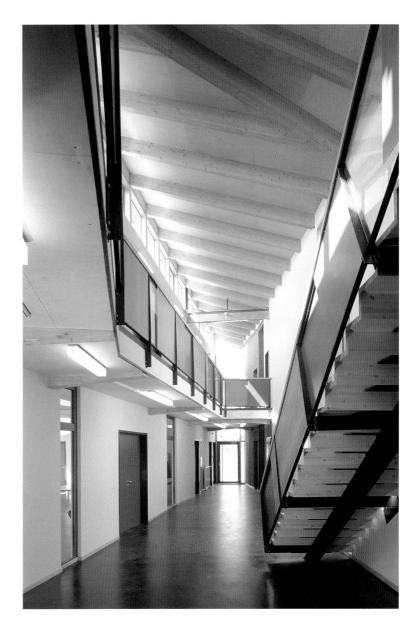

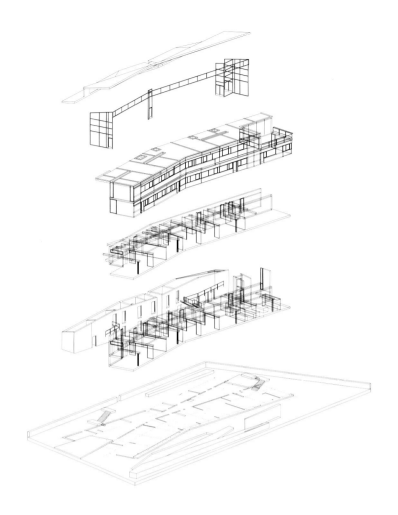

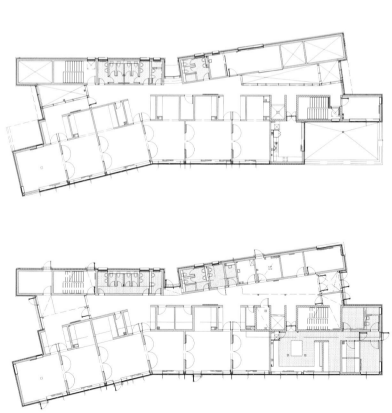

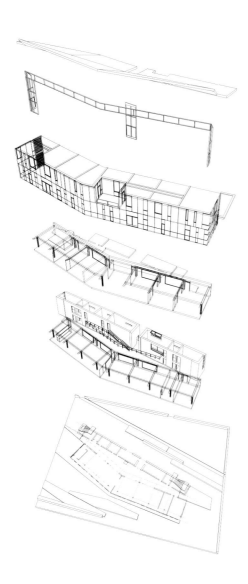

Structural diagram, ground and upper floor plan
day-care center (left) and youth center (right)

Konstruktionsschema und Grundrisse Erd- und Obergeschoss
Kindertagesstätte (links) und Jugendzentrum (rechts)

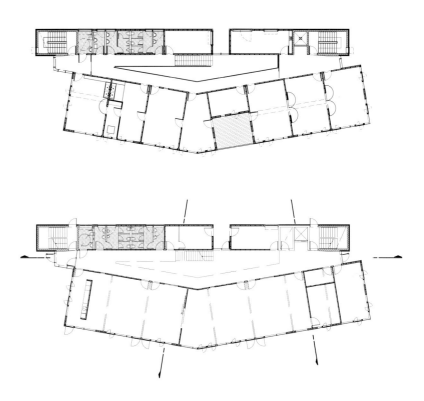

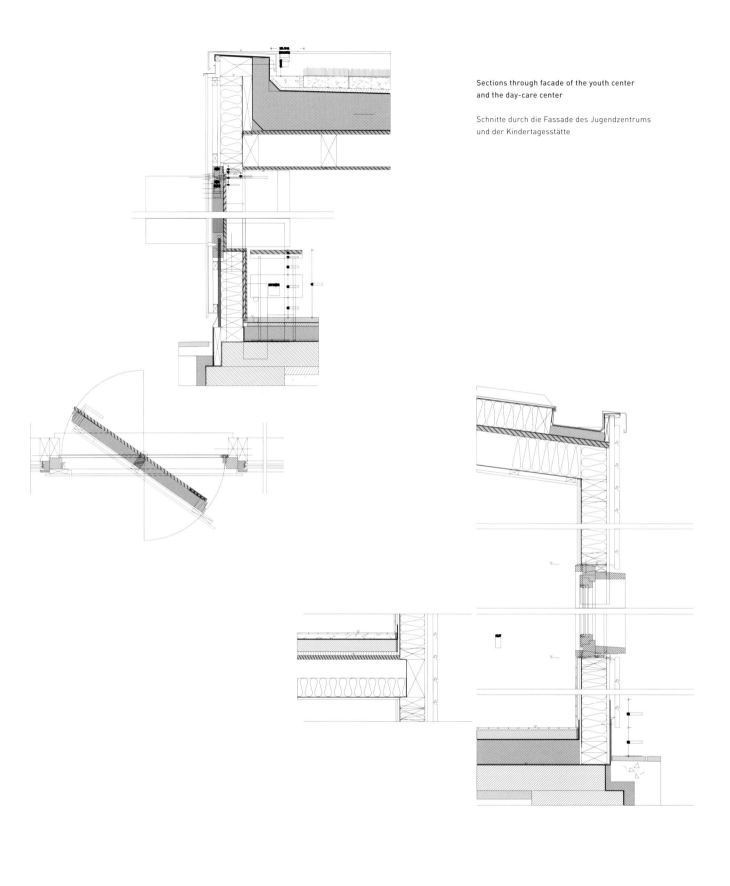

Sections through facade of the youth center
and the day-care center

Schnitte durch die Fassade des Jugendzentrums
und der Kindertagesstätte

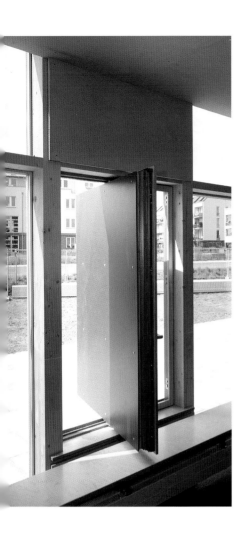

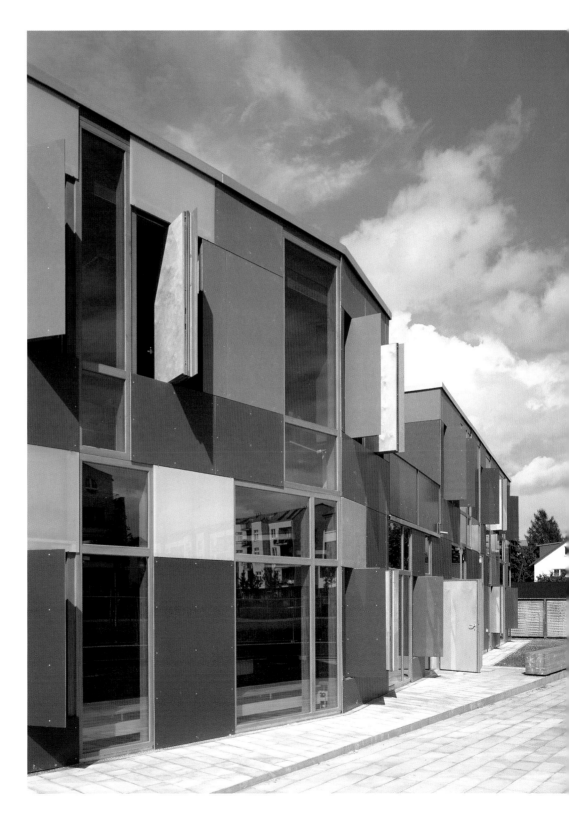

Denkmal für die Berliner Mauer
Berlin Wall Memorial
Berlin 1994

Angesichts der rasanten Zerstörung der Berliner Mauer nach ihrem Fall 1989 wurde von der Stadt Berlin ein Wettbewerb initiiert, um einen der letzten Mauerreste als Denkmal dieser Geschichte zu bewahren. Ein Ort an der Bernauer Strasse in der Nähe des Nordbahnhofs in Berlin-Mitte, wurde für dieses Denkmal auserkoren. Es war eine bestechende Wahl. Das 212 Meter lange Mauerstück teilte hier nicht nur Ost und West, sondern trennte auch das Lazarus-Krankenhaus im früheren Westen von dem Sophien-Kirchhof im früheren Osten, dessen Gelände einst von den Diakonissen des Krankenhauses gepflegt wurde. Zwei Kapellen, die Lazarus-Kapelle, dem Krankenhaus zugehörig, und die Kapelle des Sophien-Kirchhofs, markieren eine Achse von ritueller Bedeutung, die durch den Bau der Berliner Mauer unterbrochen wurde. Auch der ihr innewohnende Bezug zwischen Heilung und Tod wurde dadurch unterbrochen.

Für den Ort von Bedeutung sind ausserdem die Menschen, die hier bei der Flucht von Ost nach West ums Leben kamen. Auch an sie sollte das Denkmal erinnern. Wie fast überall entlang der Berliner Mauer, erstreckte sich auf der östlichen Seite ein Todesstreifen aus vermintem Sand mit einem Patrouillenweg und Wachtürmen. An der Bernauer Strasse zerstörte dieser die Nordkante des Friedhofs. Zahlreiche Massen- und Einzelgräber aus den letzten Tagen des Zweiten Weltkriegs blieben dadurch unmarkiert. Das Gebiet liegt in einer Brache neben Industriegeländen. Östlich davon stehen Mietskasernen und westlich freistehende Wohnbauten und das Krankenhaus. Es war wichtig, dass das Denkmal die spezifischen Geschichten des Ortes selbst aufzeigte, und nicht zu einem allgemeinen Denkmal für die Berliner Mauer wurde.

Der Entwurf sucht zuerst den Status der Mauer als unabhängiges, freistehendes Fragment zu verändern. Indem die Bodenebene auf die Höhe der Mauer angehoben wird, wird die Mauer auf der Friedhofseite vom Gelände geschluckt. Die Entscheidung, einen Hügel auf dem Gelände des Denkmals zu bauen, bezieht sich auf andere Sonderlandschaften in Berlin, etwa den Teufelsberg, ein Hügel, der aus den abgeräumten Trümmern der zerbombten Stadt aufgehäuft wurde. Diese Trümmerberge wurden später mit Erde bedeckt und bepflanzt, um ihnen ein natürliches Aussehen zu verleihen.

Der Hügel – die entworfene Landschaft an der Bernauer Strasse – steigt auf die Höhe der Mauer an und bildet dort eine Plattform. Der flache, erhobene Hügel verbindet das Mauerstück wieder mit der Stadt und verwischt so seinen Status als Objekt und Monument. Die Mauer lässt sich in einer 3,50 Meter hohen Raumfuge entlang ihrer Ostseite erfahren. An der Nordseite des Hügels ist eine Wand aus geschichtetem Glas, mit den Namen derer, die beim Fluchtversuch getötet wurden. Nicht unähnlich der absoluten Grenze des Todesstreifens, ist der 3,50 Meter hohe Raum von der opaken, vernarbten und aus Beton errichteten Berliner Mauer im Norden, und im Süden durch die spiegelnde Immaterialität der Opfermauer begrenzt. Diese nachts beleuchtete Glasmauer entlarvt den dahinterliegenden Erdhügel als künstliches Gebilde. Der Hügel selbst ist aus den Ruinen der Wende, aus 20 cm breiten Betondecken, wiederverwertet aus dem Abbruch der DDR-Infrastruktur, hauptsächlich aus Plattenbauten, aufgeschüttet. Dieser feste Kern aus Trümmern ist mit einer 40 cm dicken, mit Gras bepflanzten Erdschicht bedeckt. Die Landschaft – der Hügel – wird nur durch die Achse der beiden Kapellen gestört. Durch einen Einschnitt in den Hügel wird diese Achse – die Verbindung zwischen dem bestehenden Hauptweg des Friedhofs und dem Krankenhaus – gestärkt.

Der Raum zwischen Mauer und Landschaft soll an die Geschichte der Teilung erinnern, während der Hügel, der sich mit seinen Oberflächen zum Friedhof hin neigt und darauf verweist, den vormals unmarkierten Toten im Friedhof gedenken soll. Für sie wird auf einem Steinrelief an den Böschungen des Hügels gedacht. Spuren des Todesstreifen überdauern in Form des alten Patrouillenweges und der Flutlichter. Das Denkmal ist ein Versuch, das Unbesetzbare – einen Ort von überwältigender historischer Sättigung – neu zu besetzen, mit dem Ziel, Erinnerung zu wecken.

In view of of the rapid destruction of the Berlin Wall following its fall in 1989 a competition was initiated by the City of Berlin to preserve one of the remaining wall fragments as a memorial. A site along Bernauer Strasse near the North Train Station in Berlin's central historical district was chosen. It was a compelling choice. The remaining 212 meter long fragment not only separated East and West but also the Lazarus Hospital (in the former West) from the Sophien Cemetery (in the former East) whose grounds were historically maintained by the hospital's Deaconess nuns. Two chapels, the chapel of the Lazarus which belongs to the hospital and the chapel of the Sophien Cemetery mark an axis of ritualistic significance broken by the construction of the Berlin Wall. The intrinsic relationship between healing and death was also broken.

Additionally significant for this site, a large number of people attempting to flee from East to West were killed whose memory was to be preserved. Consistent with most other sections of the Berlin Wall a death strip in the form of an area of mined sand with a patrol path and towers along it was on the eastern side of the wall. At Bernauer Strasse this had involved the destruction of the northern edge of the cemetery, thus leaving many graves (mass and individual) from the last days of WW II unmarked. The site lies in a wasteland adjacent to industrial sites; there are 19th century housing blocks toward the east and more free standing housing and a hospital on the west side. It was therefore important for the memorial to register the distinct histories of this site itself rather than a general memorial to the Berlin Wall.

The design first changed the Wall's current status as an independent free standing fragment. By continuing the ground plane to the height of the Wall it could be reabsorbed into the site at the cemetery side. This decision to implement a mound at the site references other abberrant landscapes in Berlin such as Teufelsberg (Devil's Mountain), a mound created by the removed war debris caused by the bombing of Berlin. These debris hills were then covered with soil and planting thus giving them the appearance of being natural. Because of the historical content and history of these forms the design intended to appropriate them as a further and evident means of memorial.

The landscape proposed in the Bernauer Strasse, the form of a mound, would rise to the height of the Wall forming a platform. This shallow raised mound reattaches the wall fragment to the city, thus eradicating its status as object/monument. The wall would be experienced directly through a 3,50 meter slot of space along its eastern face. Along the cut north face of the mound would be a stacked wall of glass with the etched-in names of those killed while attempting to flee. Not unlike the absolute boundary of the death strip, the 3,50 meter space is flanked by the opaque, concrete, and scarred Berlin wall, to the north, and to the south the reflective immateriality of the victims' wall. This glass wall, lit by night, reveals the earthen mound behind it as artificial. The mound of the memorial itself was to be constructed from the ruins of transition, 20 centimeter thick concrete slabs recycled from demolition of GDR infrastructure, primarily slab buildings. This solid core of debris would then be surfaced by a 40 centimeter skin of grass-planted top-soil. This landscape (the mound) is broken only at the axis of the two (east and west) chapels. The axis is reinforced by connecting the existing central spinal path of the cemetery to the hospital through a cut in the mound.

Therefore it is the space created between the wall and landscape which recalls the history of separation, while the mound itself, its surfaces sloping and inflecting back to the cemetery, memorializes the previously unmarked dead of the cemetery which are now designated in stone relief on the surfaces of the mound. Traces of the death strip exist in the form of the old patrol path and guard lights. The memorial is an attempt to reoccupy the unoccupyable, a site of such remarkable historical saturation, with the intention of evoking memory.

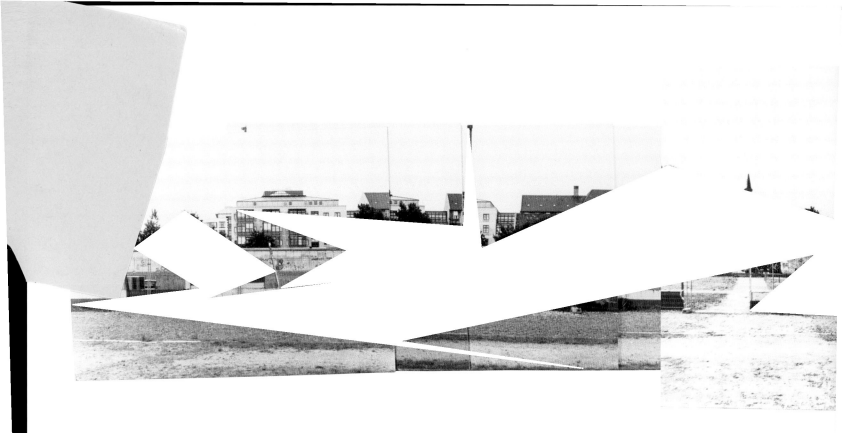

Detail of glass wall with etched names of the victims
Detail Glaswand mit den eingeätzten Namen der Fluchtopfer

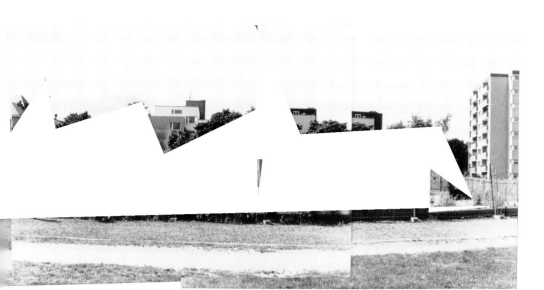

Photo collage of Berlin Wall at Bernauer Strasse
Collage Berliner Mauer an der Bernauer Strasse

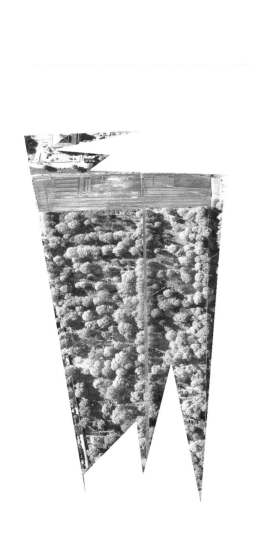

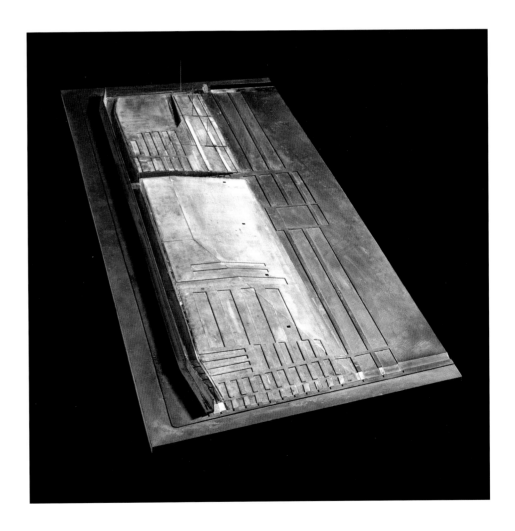

Neue Karlsburg
Bremerhaven

Invited Competition | eingeladener Wettbewerb

Team | Mitarbeiter:
Oliver Neumann, Martin Schädler, Julia Hänsel
Model Making | Modellbau:
Kristin Trommler, Tilo Günther
Structural Engineering | Statik:
Hörnicke Hock Thieroff-Ingenieurgemeinschaft, Berlin
Mechanical Engineering | Haustechnik:
Zibell Willner & Partner, Berlin
Landscaping | Landschaftsarchitektur:
Krafft-Wehberg, Berlin

Science Center
Wolfsburg

Invited Competition, Third Prize
eingeladener Wettbewerb, 3. Preis

Team | Mitarbeiter:
Oliver Neumann, Martin Schädler, Frank Dettmann
Model Making | Modellbau:
Giuseppe Boezi
Structural Engineering | Statik:
Conzett, Bronzini, Gartmann AG, Chur
Mechanical Engineering | Haustechnik:
Zibell Willner & Partner, Berlin
Landscaping | Landschaftsarchitektur:
Büro Diekmann, Hannover

Biosphere and Flower Pavilion
Biosphäre und BUGA-Blumenhalle
Potsdam

Invited Competition, First Prize
eingeladener Wettbewerb, 1. Preis

Team Competition | Mitarbeiter Wettbewerb:
Julien Monfort, Heiko Krech, Stefan Barme,
Oliver Neumann, Cirsti Weich
Landscaping Competition | Landschaftsarchitektur
Wettbewerb: Büro Kiefer, Berlin
Team | Mitarbeiter: Heiko Krech, Christian Helfrich,
Dietrich Bernstorf, Giuseppe Boezi, Paul Grundei, Herr
Jürgens, Stephanie Kaindl, Jan Kircher, Oliver Neumann,
Volkmar Nickol, Karin Ocker, Anne Marie O´Connor,
Andrea Pelzeter, Florian Steinbächer
Model Making | Modellbau: A + D Mario Waltero-Perdo,
Lara Eichwede, Mari Fujita, Markus Popp,
Martin Schädler, Ralf Schmitz, Mikkel Reedtz Morris

Structural Engineering | Statik:
Hörnicke Hock Thieroff-Ingenieurgemeinschaft Berlin
Mechanical Engineering | Haustechnik:
Planungsgruppe M + M, Berlin/Stuttgart
Landscaping | Landschaftsarchitektur:
Büro Diekmann, Hannover
Bidding and Quantity Surveillance |
Ausschreibung und Objektüberwachung:
Harms & Partner Berlin/Hannover

Start-up Offices and Shops
Gründerzentrum mit Büros und Werkstätten
Grüsch, Graubünden/Schweiz

Team | Mitarbeiter: Anne Marie O´Connor,
Christina Lill, Ariel Huber, Oliver Neumann,
Esther Righetti, Thomas Strebel, Marlen Weiser
Model Making | Modellbau: Lara Eichwede,
Reto Pedrocchi
Structural Engineering | Statik:
Conzett, Bronzini, Gartmann AG, Chur
Landscaping | Landschaftsarchitektur:
Büro Kiefer, Berlin
Mechanical Engineering | Haustechnik:
H. L. Züst-Stock, Grüsch, Brüniger & Co. AG, Chur,
Lippuner & Partner AG, St. Gallen, Kuster & Partner,
Moll Datentechnik, Bähn, Jack Zähner, Chromag
Site and Project Management | Bauleitung,
Projektsteuerung: Aves Architekturbüro AG

Addition to the Trumpf Factory
Erweiterung Trumpf-Fabrik
Baar, Schweiz

Team | Mitarbeiter: Mari Fujita, Michael Eidenbenz,
Karsten Ruf, Maik Westhaus
Model Making | Modellbau: Andreas Friedli
Structural Engineering | Statik: Scepan AG, Baar
Mechanical Engineering | Haustechnik:
Otto Bachmann AG, Zug; EPZ Elektroplaner, Zug;
Arzethauser & Partner AG,Cham
Facade Engineering | Fassadenplanung:
Andrea Compagno, Zürich
Landscaping | Landschaftsarchitektur:
Appert & Zwahlen GmbH, Zug
Site and Project Management | Bauleitung,
Projektsteuerung: Burkart Architekten AG, Baar

Apartment Renovation
Umbau einer Wohnung
Berlin

Team | Mitarbeiter: Oliver Neumann

Competition American EXPO Pavilion
Wettbewerb EXPO-Pavillon der Vereinigten Staaten
Hannover

Invited Competition, First Prize
eingeladener Wettbewerb, 1. Preis

Team | Mitarbeiter: Oliver Neumann, Cirsti Weich,
Joel Cichowski, Jeremy Carvalho
Model Making | Modellbau: Carola Dietrich,
Monath + Menzel
Structural Engineering | Statik:
Eilers & Vogel, Hannover
Mechanical Engineering | Haustechnik:
Zibell Willner & Partner, Berlin
Landscaping | Landschaftsarchitektur:
Büro Kiefer, Berlin

Addition to Haas Laser Factory
Erweiterung der Haas-Laserfabrik
Schramberg

Team | Mitarbeiter: Martin Heberle, Michael Eidenbenz,
Susan Ross, Markus Bader, Lothar Hennig, Cirsti Weich,
Jeremy Cavalho, Katja Pfeiffer, Roger Schaerer
Model Making | Modellbau: Jeremy Carvalho,
Carola Dietrich
Structural Engineering | Statik:
Ingenieurbüro Hans Lück, Stuttgart-Weilimdorf
Mechanical Engineering | Haustechnik:
Rentschler & Riedesser, ITB, Stuttgart
Landscaping | Landschaftsarchitektur:
Heiner Luz, München

Customer and Training Center
Kunden- und Ausbildungszentrum
Farmington, Connecticut, USA

Team | Mitarbeiter: Veronika Schmid
Contact Architect | Kontaktarchitekt:
ABS Architects, Avon, CT-Andrew Smith; Jim Becker
Structural Engineering | Statik:
Richard Szewczak Associates
Mechanical Engineering | Haustechnik: Quinlan,
Giannoni and Livingston Inc., David F. Whitney
Landscaping | Landschaftsarchitektur: Donald
Planning and Development Inc.

Physics Institute, Humboldt University
Institut für Physik der Humboldt Universität
Berlin

Competition, Honorable Mention | Wettbewerb, Ankauf

Team | Mitarbeiter: Marcel Baumgartner,
Joel Cichowski
Landscaping | Landschaftsarchitektur: Gabi Kiefer

Laser Machine Tool Factory
Laserfabrik und Logistikzentrum
Ditzingen bei Stuttgart

Team | Mitarbeiter: Josephine von Hasselbach,
Katja Pfeiffer, Martina Bauer, Jeremy Carvalho,
Joel Cichowski, Oliver Neumann (Masterplan),
Michel Obladen, Susan Ross, Karsten Ruf
Structural Engineering | Statik:
Ingenieurbüro Hans Lück, Stuttgart-Weilimdorf
Mechanical Engineering | Haustechnik:
Planungsgruppe M + M, Berlin/Stuttgart
Landscaping | Landschaftsarchitektur:
Büro Kiefer, Berlin
Bidding and Quantity Surveillance |
Ausschreibung und Projektüberwachung:
Harms & Partner Berlin/Hannover
Project Management | Projektsteuerung:
Dipl.-Ing. Wolfgang Sauer, Stuttgart

Chausseestrasse
Berlin

Urban Design Competition, Honorable Mention
with Douglas Gauthier
Städtischer Entwurfswettbewerb, Ankauf

Team | Mitarbeiter: Lydia Heine

Day-care Center
Kindertagesstätte
Berlin

Invited Competition, First Prize
with Douglas Gauthier
eingeladener Wettbewerb, 1. Preis

Team | Mitarbeiter: Amy Barkow, Martin Heberle,
Moritz Henning, Jeff Kirby, Karen Lohrmann,
Oliver Neumann (Competition Wettbewerb),
Model Making | Modellbau: Olaf Gipser, Lydia Heine
Structural Engineering | Statik:
HTPS, Hoch- und Tiefbauplanung Schröder
Mechanical Engineering | Haustechnik:
BLS Energieplan
Landscaping | Landschaftsarchitektur:
Büro Kiefer, Berlin

Youth Center
Jugendzentrum
Berlin

Invited Competition, First Prize
with Douglas Gauthier
eingeladener Wettbewerb, 1. Preis

Team | Mitarbeiter: Martin Heberle, Jeff Kirby
Model Making | Modellbau: Lydia Heine
Structural Engineering | Statik:
HTPS, Hoch- und Tiefbauplanung Schröder
Mechanical Engineering | Haustechnik:
BLS Energieplan
Landscaping | Landschaftsarchitektur:
Büro Kiefer, Berlin

Berlin Wall Memorial
Denkmal Berliner Mauer

Competition | Wettbewerb

Team | Mitarbeiter: Aniko Mesaros, Oliver Neumann, Joel
Cichowski
Model Making | Modellbau: Douglas Gauthier,
Oliver Neumann

Frank Barkow

1957 born in Kansas City, USA | in Kansas City USA geboren

1982 Bachelor of Architecture, Montana State University

1990 Master of Architecture, Harvard University

1990-92 Gastprofessor Cornell University, Ithaca und Rom | **Visiting Critic Cornell University Ithaca and Rome**

1995-98 Unit Master an der Architectural Association London | **Unit Master Architectural Association London**

2000 Gastprofessor an der Harvard Graduate School of Design | **Visiting Critic Harvard Graduate School of Design**

seit 1992 gemeinsames Büro Barkow Leibinger in Berlin | **since 1992 Barkow Leibinger Architects Berlin**

Regine Leibinger

1963 in Stuttgart geboren | **born in Stuttgart, Germany**

1989 Diplom, Technische Universität Berlin

1991 Master of Architecture, Harvard University

1993–97 Wissenschaftliche Mitarbeiterin an der TU Berlin | **Assistant at the Technical University Berlin**

1997–98 Unit Master an der Architectural Association London | **Unit Master Architectural Association, London**

1999–2000 Gastprofessor an der Hochschule für Bildende Künste, Hamburg | **Guest Professor at HfbK, Hamburg**

2000 Gastprofessor an der Harvard Graduate School of Design | **Visiting Critic Harvard Graduate School of Design**

seit 1992 gemeinsames Büro Barkow Leibinger in Berlin | **since 1992 Barkow Leibinger Architects Berlin**

1992: Shinkenchiku-sha Another Glass House International Competition Tokyo
Exhibition: Columbia University, Avery Hall

1995: Wohnungsbau-Stadt Haus Wohnung der 90er Jahre in Berlin, Senatsverwaltung für Bau- und Wohnungswesen

1997: Aedes East Berlin
Wissenschafts- und Wirtschaftsstandort Berlin-Adlershof

1997: 36 Modèles Pour une Maison, (36 Houses for under 500.000 F.) | **Gallery Arc en Rêve Centre d´Architecture, Bordeaux**

1998: City, Space + Globalization
Invited International Group Exhibition and Catalogue, Slusser Gallery, University of Michigan

1998: Gebaut ´98, Erste Bauten Berliner Architekten Architektenkammer Berlin | **1st Built Projects-Berlin Architects**

1998: Architekturpreis 1998 BDA
Deutsches Architekturzentrum

2000: Berlin-oltre Potsdamer Platz
Rom, Palazzo delle Esposizione

2000: Gitty Darugar-Porträts d´Architectes
La Galerie d´Architecture, Paris

2001: Made in Berlin, Nederlands Architectuure Instituut, Rotterdam

Einzelausstellungen
Exhibitions on Barkow Leibinger

1995: Architectural Association School of Architecture, London Member´s Bar
Berlin Works/Kindergarden and Youth Center

1999: Berlin, Aedes West, Cultivating the Landscape

2000: Weimar, Galerie Neu-Deli, Cultivating the Landscape

2000: Paris, La Galerie d´Architecture, Cultivating the Landscape

2000: Harvard Graduate School of Design, Currents Exhibition-Workreport Barkow Leibinger

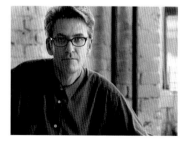

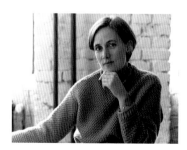

Auswahlbibliographie | Selected Bibliography

Bücher | **Books**

Cultivating the Landscape, Hrsg. Galerie Aedes Berlin,
1999, Ausstellungskatalog

Architektur in Berlin, Jahrbuch 1999,
Hrsg. Architektenkammer Berlin,
Hamburg/Dresden: Junius Verlag GmbH, 1999

Jahrbuch 1999, Hrsg. Deutsches Architektur-Museum
Frankfurt am Main,
München/London/New York: Prestel Verlag, 1999

architecture optimal/architektur optimal,
1999/2000 international yearbook,
Hrsg. Frantisek D. Sedlacek, Köln: Sedlacek

Junge Beiträge zur Architektur,
Wiesbaden: H.M. Nelte Verlag, 1994

Wohnungsbau, Stadt Haus Wohnung der 90er Jahre in
Berlin, Hrsg. Senatsverwaltung für Bau- und
Wohnungswesen, Berlin: Verlag Ernst + Sohn, 1995

Neue Architektur/New Architecture,
Berlin: Jovis Verlag, 1997

Gebaut Berlin 1998, Hrsg. Architektenkammer Berlin, 998

36 Propositions for a Home/36 Modèles pour une Maison,
Hrsg. Péripheriques, Basel: Birkhäuser Verlag, 1998

Architekturpreis Berlin,
Hrsg. Bund Deutscher Architekten Berlin, 1998

Philipp Oswalt, Berlin – Stadt ohne Form,
München: Prestel Verlag, 2000

10 x 10, London: Phaidon Press, 2000

Zeitschriften | **Magazines**

The Japan Architect, 5/1992-1, Shinkensinku – Sha,
"Another Glass House", Competition

AIT, No. 3, 1996, Christian Brensing,
„Berliner Halbwertzeiten"

Architectural Design, 1996, Games Issue: Christian
Brensing, "Barkow and Leibinger: Aberrant Topographies"

AA-Files, No. 31, Summer 1996, Michael Weinstock,
"Barkow Leibinger Architects: Berlin Works"

Thesis, Weimar, Juni 1996, „Techno-Fiction:
Zur Kritik der technologischen Utopien", Band 1

Architektur Aktuell, Feb. 98, „KITA Buchholz:
Auf den Spuren einer bewegten Geschichte"

architecture, April 1998, Kindergarten and Youth Center,
Progressive Architecture Awards

Bauwelt, Nr. 19/15.05.1998, Typisierte Einzelstücke,
Jugendfreizeitheim, Kita

Baumeister, 10/1998, Andres Lepik, Junge Architekten

AIT, 11/98, Zickzackkurs, Kita und Jugendfreizeitheim

Bauwelt, Nr. 47/11.12.1998,
Amerikanischer Pavillon EXPO 2000

Frankfurter Allgemeine Zeitung, 7.2.1998, 23.11.98,
Laserfabrik in Ditzingen

Arquitectura y critica, April 1999,
Jochen Paul, „Jardín de infancia y centro de la juventud"

deutsche bauzeitung, 4/99,
„EXPO 2000 Hannover: Der Duft der großen, weiten Welt"

Bauwelt, Nr. 16/23.04.1999,
Marc Hirschfell, „Laserfabrik in Ditzingen"

neue bildende kunst, 4/99, Juni/Juli, EXPO 2000

AIT, 5/99, EXPO 2000 Hannover: Ein amerikanisches Haus;
Kita Berlin-Buchholz: Grundform – Lebenslang lernen

Bauwelt, Nr. 22/04.06.1999, Biosphäre Potsdam

architecture, Juni 1999, Paul Kariouk,
Trumpf in Ditzingen – Refracting the Landscape

archithese, 4/99, Marc Hirschfell, Laserfabrik in Ditzingen

Baumeister, 5/99,
Sabine Schneider, „Laserfabrik in Ditzingen"

Architektur Aktuell, Juni 99, Claus Käpplinger,
Laserfabrik in Ditzingen – Industrielle Präzision

Garten + Landschaft, 7/99, Biosphäre Potsdam

Wettbewerbe Aktuell, 8/99, Biosphäre BUGA-Blumenhalle

Werk, Bauen + Wohnen, Sep. 1999,
Laserfabrik in Ditzingen, R. Leibinger, F. Barkow,
„Schwäbische Industrielandschaft"

Deutsche Bauzeitung, Nov. 99, Kunden- und
Schulungszentrum, Farmington, Connecticut (USA)

Indian Architect, Nov. 99,
Jugendfreizeitheim, Kindertagesstätte

DOMUS, Nov. 99, Jugendfreizeitheim, Kindertagesstätte

Häuser, Nov. 99, Laserfabrik in Ditzingen

AIT, 3/2000, Jugendfreizeitzentrum Berlin Buchholz

Baumeister, 3/2000, Wettbewerb Science Center Wolfsburg

d'Architetura, No. 2, Kindergarten Berlin-Buchholz

architecture, March 2000, Laser Sharp

SI + A, 17/18, 2. Mai 2000, Hans-Jörg Gadient, Forch,
Ausstellungshalle für die Bundesgartenschau 17/18

Wallpaper, Juni 2000, BiosphereThree

Leonardo, 5/2000, Claus Käpplinger,
"Porträt: Cultivating the Landscape"

Architectura Viva, No. 72,
Kaye Geipel, „Dilemas Universal" Hannover 2000

Architektur Aktuell, Okt. 2000,
Daniel J. Silver, „TAI - Miessche Präzision"

AIT, 10/2000, Architekten als Designer, ABIT Forum
mit Petra Schneider und Dr. Dietmar Danne

architecture, Nov. 2000,
Biosphäre Potsdam, Anne Guiney, "On the Boards"

a + t, 2000, Hall de Biosfera en Potsdam

AV Monographs 83, 2000, 20 Para EL XXI,
Young European Architects

Frankfurter Allgemeine Zeitung, 12.01.2000,
Gerwin Zohlen, „Der amerikanische Freund"

Neue Züricher Zeitung, 04.02.2000,
„Laserfabrik Ditzingen: Klarheit der Räume"

Atrium Haus und Wohnen Int., Jan./Feb. 2001,
Rita im Winkelried, „Facetten eines Altbaus"

Werkverzeichnis | List of Works

1992

Herlitz Row housing Falkenhöh, Berlin
(Invited Competition)
with Hans-Peter Petri

Erweiterung der Kunstakademie München
(Competition)

Wohn- und Geschäftshaus, Berlin
Thomas Kickler with Barkow Leibinger Architects
Structure: Hans Lück, Stuttgart

Autohaus für Citroën, Bad Doberan

Regierungsviertel Dresden
(Urban Design Competition)
with Claus Nieländer

1993

Luisenstadt/Heinrich-Heine-Straße, Berlin
(Urban Design Competition)
with Lynnette Widder
Competition: Susannah Martin, Roland Summ

Spreeinsel, Berlin
(Urban Design Competition)

Addition to Trumpf America (TAI I),
Farmington, Connecticut
Production and Office facilities
Design: Oliver Neumann, Aniko Mesaros
Building Management and Contact Architects USA:
Casle Corporation, Andy Smith, Architect
Working Drawings: Jim Becker

Kindertagesstätte Dubrowstraße, Berlin
(Competition)
Competition: Douglas Gauthier, Oliver Neumann

Plattenbaustudie Berlin-Hellersdorf

Bibliothek der Technischen Universität Cottbus
(Competition)
with Ingo-Andreas Wolf
Competition: Carlo Besana, Lynnette Widder

Museum of the 20th century
(Competition)

Renovierung Mähfingerhalle
Sächsische Werkzeug- und Maschinenfabrik Neukirch
Working Drawings: Oliver Neumann

1994

Renovierung Plattenbau – Doppelhochhaus
Hohenschönhausen, Berlin
Design: Lydia Heine, Oliver Neumann
Working Drawings: Ebba Zernack
Landscaping: Birgit Hammer

Einstein Forum Potsdam
Umbau „Alte Manege"
Masterplan „Am Neuen Markt"
(Urban Planning Study)
Design: Aniko Mesaros, Oliver Neumann, Lydia Heine
Model: Karen Lohrmann, Amy Barkow

1995

Amtsgericht Brandenburg
(Competition)
Competition: Jean-Marc Jehan, Douglas Gauthier

Felix Nussbaum Museum, Osnabrück
(Competition)
Competition: Lydia Heine, Christian Penzel

Haus Nr. 2, Gartenstadt Quasnitz
(Invited Building Exhibition)
Design: Michael Eidenbenz
Model: BLA

Apartment Renovation Peter London
Regents Park
with John Bushell

Eingangs- und Informationspavillon Berlin-Adlershof
(Phase I)
Working Drawings: Michel Obladen
Model: Lydia Heine, Oliver Neumann

Umbau Blockheizkraftwerk BTB Berlin-Adlershof
Working Drawings: Ebba Zernack

1996

Stuttgarter Platz/Bahnhof Charlottenburg, Berlin
(Urban Design Competition)
with Charles Tashima
Competition: Jeremy Carvalho
Model: Olaf Gipser

Bornstedter Feld Potsdam, Kindergarten
(Invited Competition)
with Douglas Gauthier

Umbau und Erweiterung Hauptbahnhof Stuttgart
(Competition)
Competition: Lydia Heine, Friedrich Killinger,
Karin Ocker

Technologiepark Stuttgart 2001
(Urban Planning Study, Invited)
Design: Michael Eidenbenz, Douglas Gauthier
Model: BLA

1997

Masterplan für Sächsische Werkzeug- und
Sondermaschinen, Neukirch
Design: Lydia Heine, Paul Grundei
Model: BLA

Neubau Lackiererei, Sächsische Werkzeug- und
Sondermaschinen, Neukirch
Design: Michael Eidenbenz
Working Drawings: Paul Grundei, Ebba Zernack

Umbau Fabriketage, Berlin
with Lydia Heine

Eingangs- und Informationspavillon, Berlin-Adlershof
(Phase II)
with Charles Tashima
Structure: Arup, Berlin

Addition to Trumpf America (TAI II),
Farmington Connecticut
Production and Office facilities
Design: Douglas Gauthier
Building Management and Contact Architects USA:
Casle Corporation, Andy Smith, Architect
Working Drawings: Jim Becker

1998

Montagehalle 2, 3 und 23, Sächsische Werkzeug- und
Sondermaschinen, Neukirch
Design: Paul Grundei
Working Drawings: Paul Grundei, Marlen Weiser
Landscaping: Büro Kiefer, Berlin

1999

Herzo Base mit Adidas World of Sports
(Invited International Urban Design Competition)
Competition: Mari Fujita, Heiko Krech,
Oliver Neumann, Anne Marie O´Connor, Markus Popp
Landscaping: Büro Kiefer

Postfuhramt Oranienburgerstraße, Berlin
(Urban Planning Study, Invited)
Design: Oliver Neumann
Model: Frank Dettmann

2000

Arosa Sporttheater
(Invited Competition)
Competition: Jason B. Sandy, Martin Schädler,
Alexandra Ultsch
Models: Martina Kausch, Helko Walzer
Structure: Plácido Pérez, dipl.Bauing., HTL/STV;
Bonaduz.

Savoy Hotel, Jagdschloß Hubertusstock
(Invited Competition)
Competition: Martin Schädler

Deutsche Botschaft Santiago de Chile
(Invited Competition)
Competition: Martina Bauer, Mari Fujita,
Steffen Jürgensen, Stephan Trüby, Marlen Weiser
Structure: Conzett, Bronzini, Gartmann AG
Services: Zibell Willner & Partner
Landscaping: Büro Kiefer, Berlin

Bebauungskonzept J. Schmalz GmbH
(Invited Competition)
Competition: Josephine von Hasselbach,
Martina Bauer, Jeanette M. Kuo
Model: Helko Walzer

Musterbauhalle (Halle 19), Sächsische Werkzeug- und
Sondermaschinen, Neukirch
Design: Paul Grundei
Working Drawings: Stephanie Kaindl, Maik Westhaus,
Martina Kausch, Helko Walzer, Marlen Weis
Michael Zeichert

Aus- und Fortbildungsstätte des Auswärtige
Schlosspark Niederschönhausen, Berlin
(Invited Competition)
Competition: Oliver Neumann, Martin Schädl

Verwaltungsgebäude, Stuttgart
Design: Josephine von Hasselbach, Martina Bauer,
Jason B. Sandy, Martin Schädler

2001

Universität Stuttgart
Internationales Zentrum
(Invited Competition)
Competiton: Jason B. Sandy, Alexandra Ultsch,
Florian Wagner
Model: Helko Walzer
Structure: Hanif M. Kara, London
Services: Zibell, Willner und Partner, Berlin

Grundschule Frankfurt am Main Rebstock
(Invited Competition)
Competition: Martin Schädler, Julia M. Hänsel,
Ariel Huber, Jeanette M. Kuo, Jason B. Sandy
Model: Monath + Menzel
Structure: Conzett, Bronzini, Gartmann AG
Services: Zibell Willner & Partner
Landscaping: Büro Kiefer, Berlin

Verwaltungsgebäude Sächsische Werkzeug- und
Sondermaschinen, Neukirch
Design: Stephanie Kaindl, Maik Westhaus,
Michael Zeichardt

Bildnachweis | **Illustration Credits**